Heilen mit der Weisheit der Natur

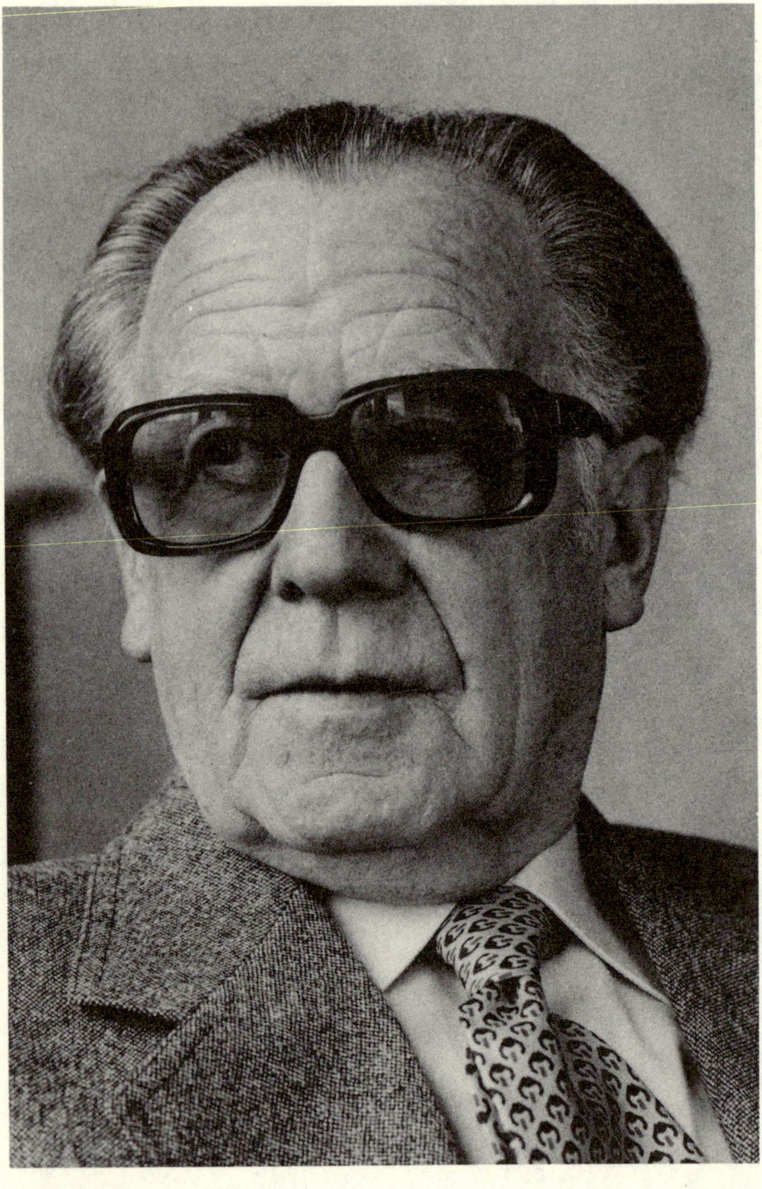

Josef Diener

Josef Diener

Heilen
mit der Weisheit der Natur

TURM VERLAG

2. Auflage 1990

Umschlag Creativ GmbH, Stuttgart
Gesamtherstellung H. Mühlberger, Augsburg
ISBN 3-7999-0225-2

Meinem Sohn Dieter gewidmet,
der den von mir eingeschlagenen
Weg weiterbeschreitet und eigene
Beobachtungen und Erkenntnisse
einfließen läßt.

»Wir wissen im zwanzigsten Jahrhundert mehr, als Hippokrates und seine Schule wußte. Und doch fühlen wir stärker und stärker, daß wir den ›Alten‹ nicht erreicht, geschweige denn überholt haben.«

Dr. med. E. Liek
Chirurg

Vorwort

In diesem Buch geht es um den ganzen Menschen. Die Krankheit wird nicht isoliert betrachtet, sondern als eine Beeinträchtigung der ganzen Person in ihrer Verbundenheit mit dem Ursprung alles Lebendigen.
Zwar wird anhand zahlreicher Krankengeschichten gezeigt, daß auch in verzweifelten Fällen Hoffnung und Hilfe möglich sind. Hauptanliegen des Verfassers ist jedoch das Vorsorgen und das Aufzeigen von Wegen, die es jedem ermöglichen, ohne schwere Krankheiten durchs Leben zu gehen.
Entscheidend für das in diesem Buch Gesagte aber ist, daß hier ein Mann zu Wort kommt, der, allein auf sich und sein Gewissen gestellt, mehr als 60 Jahre in schwerer Verantwortung als heilkundiger Praktiker tätig war und von dem Wunsch durchdrungen ist, zu heilen und Leben zu erhalten.
Er schrieb nur das nieder, was seinen ureigensten Erfahrungen entspricht und durch unzählige Heilerfolge bestätigt wird, womit er zu überzeugen vermag.

Inhalt

V. Gesundheitsverantwortliche Vorsorge

VI. Gesund- und krankmachende Lebensgewohnheiten

VII. Die Wirkung der einzelnen Vitamine nach dem Alphabet

Einführung

Dieses Buch soll dem Leser veranschaulichen, wie einfach das Gesundbleiben und das Gesundwerden sein kann. Jedem Menschen sollte bewußt werden, daß der Kampf um das Leben und die Gesundheit zum größten Teil außerhalb der Medizin gewonnen oder verloren wird.
Die Gesundheit, unser größter Reichtum, ist nicht so teuer, wie vielfach angenommen wird. Meist kostet sie nicht mehr als Vernunft, Selbstdisziplin und die Schärfung der Instinkte, die wir brauchen, um alle hygienischen Maßnahmen des Leibes und der Seele selbst herauszufinden.
Von den Möglichkeiten, sein Leben gesünder und glücklicher zu gestalten, macht der Mensch wenig Gebrauch. Aber ohne dieses Wissen bleibt der Mensch leidunterworfen.
Ausgangspunkt einer Fehlentwicklung im Organismus ist meist eine lang andauernde Fehlernährung und eine unnatürliche Lebensgestaltung. Kranksein und Gesundwerden sind lebendige Vorgänge, die keinen Augenblick stillstehen, die stets zu neuen Bemühungen aufrufen.
Was hier weiterhilft, ist eine wirklichkeitsnahe Gesamtschau, das Herausfinden des ursächlichen Krankheitsgeschehens, die Ausschaltung krankmachender Lebensgewohnheiten, erhöhte Entgiftungs- und Ausscheidungsmaß-

nahmen und die Aktivierung des körpereigenen und regenerationsfähigen Abwehrsystems. Letztlich ist doch gerade dieses System die gewaltigste und treffsicherste Waffe auch gegen den Krebs.
Wie allein schon die gesunde Lebensgestaltung – eine vitalstoffreiche Ernährung bei bewußter Atmung – den Körper entspannt, Kräfte frei macht, das Dasein in einem besseren Licht erstrahlen läßt, den Glauben an die Genesung stärkt und die geistigen Kräfte in Bahnen lenkt, die dem Gewünschten zur Form verhelfen und das scheinbar Unmögliche möglich werden läßt, kann fast jeder an sich selbst erleben.

I

Mein Erleben

Mein Erleben

Vorschulzeit

Als ich am 2. 7. 1902 das Licht der Welt erblickte, habe ich nach Aussage meiner Eltern fürchterlich geschrien. Vermutlich war ich mit dem rauhen Klima voller Tücken und Plagen nicht einverstanden, wohl ahnend, was mich auf diesem Raumschiff Erde alles erwartete. Beruhigend wirkte sicher die friedliebende Familie mit drei Geschwistern, in die ich hineingeboren wurde.

Wir wohnten am Rand einer kleinen Kreisstadt nahe einem Weiher, der mit rotem Sandstein eingefaßt war. In dessen Mitte befand sich eine kleine Insel mit einem Haus für das Schwanenpaar, und in diesem Wasser schwammen viele Goldfische. Umrahmt war der Weiher von großen Wiesen und einer gepflegten Kastanienallee.

Eines Tages wurde mir dieser Teich fast zum Verhängnis. Meine beiden Schwestern brachten mich mit dem Kinderwagen auf die Wiese, und als ich lange genug darin ausgehalten hatte, hob man mich heraus. So stand ich, während meine Schwestern mit einem Ball spielten, mich unsicher an diesem Gefährt festhaltend da, bis es sich durch meine Ruhelosigkeit in Bewegung setzte. Ehe man sich versah, landeten wir im Weiher, und das auch noch an einer fast drei Meter tiefen Stelle. Als man mich, durch das Schreien

meiner Schwestern alarmiert, zum drittenmal auftauchen sah, packte mich eine starke Männerhand und fischte mich angeblich in letzter Minute aus dem unfreiwilligen Bad. Anscheinend war das Wasser nicht nach meinem Geschmack, denn ich hatte kaum davon geschluckt. Natürlich war zu Hause die Aufregung groß. Aber durch die liebevolle Pflege meiner Mutter war ich bald wieder wohlauf.
Es dauerte nicht lange, da geriet mein Leben erneut in Gefahr. Ich hatte ein kleines Röhrchen entdeckt, mit dem ich das Pfeifchenrauchen nachmachen wollte. Dabei fiel ich ganz unglücklich auf die Nase, wobei sich das Röhrchen im Hals festsetzte. Der herbeigerufene Arzt konnte das Röhrchen herausnehmen und meinte, das sei gerade noch einmal gutgegangen. Wegen der Gefahr einer Blutung wollte er mich ins Krankenhaus mitnehmen, womit meine Mutter nicht einverstanden war. Ich bekam Tee zu trinken, und bald war alles wieder gut.
Ganz in der Nähe gab es einen schönen Kindergarten, von dem ich jedoch gar nichts wissen wollte. Eines Tages brachte man mich mit allerlei List dorthin. Wie ich mich heute noch entsinnen kann, habe ich so lange und so laut geschrien, bis man mich wieder nach Hause ziehen ließ.
Am liebsten verschwand ich in einem nahegelegenen Bauernhof. Dort gab es allerlei Tiere, darunter einen Ochsen, der auch Lasten zog. Ich bin gerne mitgefahren, weil ich dabei die Zügel halten durfte. Doch beim Vertreiben der Mücken verpaßte er mir eines Tages einen solchen Stoß, daß ich meterweit auf den Boden flog.

Schulzeit und erste Stelle

Als ich in die Schule kam, die uns, auf der Höhe eines großen Weinbaugebietes gelegen, einen schönen Ausblick in das Rhein-Main-Gebiet gewährte, konnte ich den Bauernhof nicht mehr so uneingeschränkt besuchen.

Mit dem Beginn des ersten Weltkrieges verbreiteten sich Angst und Sorge. Viele Männer wurden zum Wehrdienst gerufen. Durch die so entstandenen Lücken kam es zu Versorgungsschwierigkeiten. Man tröstete sich damit, daß der Ausfall nur vorübergehend und dieser Krieg bald zu Ende sein würde. Täglich rollten die Güterzüge voll gepackt mit Kriegsmaterial und Soldaten gegen den Westen. Ab und zu konnte man ein Flugzeug am Himmel sehen – in der Mitte und ganz im Freien sitzend erkannte man den Piloten – manchmal sogar einen Zeppelin.
Es dauerte nicht lange, da kamen aus der entgegengesetzten Richtung Züge mit blutverschmierten Soldaten und die Listen der Gefallenen. Hätte es keinen Krieg gegeben, wenn die Kirche in Deutschland nicht mitgemacht hätte? Als unser Pfarrer von der Kanzel sagte: »Es mußte ein Krieg kommen!«, konnten meine beiden Schwestern nicht schnell genug nach Hause laufen, um dies der Mutter zu sagen. Sie hat darüber den Kopf geschüttelt.
Von da an wurde nach jeder Messe – mit Sicherheit auch bei den vermeintlichen Gegnern – zusätzlich für den Sieg und den Frieden gebetet. Dabei erwies sich die ausgestreute Parole, daß in zehn Tagen alles vorbei sei, als großer Irrtum.
In stiller Hingabe ließ man dieses furchtbare Geschehen über sich ergehen. Dabei wurde immer deutlicher, daß man dort, wo höchste Einsicht und letzte Erkenntnis vorausgesetzt werden sollten, nicht nur außerstande war, vorbeugend Konfliktsituationen auszuräumen, sondern auch unfähig war, den Weg aus dieser verzweifelten Situation zu finden.
Nach dem ersten Schulabschluß 1916 verließ ich die Schule, denn wir hatten für zwölf große Klassen nur noch drei Lehrer im Rentenalter. Damals war es nicht leicht für mich, eine Tätigkeit zu finden. Auch mein Vater war im

Krieg und mein älterer Bruder in militärischer Ausbildung. Schließlich fand man für mich eine Stelle in einem holzverarbeitenden Betrieb mit Heereslieferungen.

Krankheit und erste Zweifel an ärztlichem Tun

Am Ende dieses zermürbenden Krieges, am 27. Januar 1919, bekamen meine liebe Mutter und ich plötzlich hohes Fieber. Meine Mutter klagte über Leibschmerzen, die sich bei feuchtwarmen Packungen besserten, während ich mich steif und unbeweglich fühlte. Der zu Rat gezogene Arzt zeigte kein Verständnis für naturgemäße Anwendungen, sondern bestand auf einer Injektion, von der er eine rasche Heilung und Befreiung von den Schmerzen erwartete.

Obwohl unser Ernährungszustand als gut zu bezeichnen war, denn wir bearbeiteten unser Gartenland und konnten uns so mit vielem selbst versorgen, schlief meine Mutter fast unmittelbar nach dieser Injektion ein. Sie wurde nicht mehr wach und war nach etwa drei Stunden tot, erst fünfzig Jahre alt.

Das war für uns alle, die wir eine glückliche und lebensfrohe Familie waren, unfaßbar, und schon damals überkam mich ein tiefer Zweifel an diesem ärztlichen Tun. Da ich selbst keine Injektion bekommen hatte, einigten wir uns auf das Trinken von Glühwein.

Aus meiner anfänglichen Steifheit wurden quälende Gelenkschmerzen, und nichts half mir weiter. Schließlich brachte man mich in ein Krankenhaus und nach langen Untersuchungen in ein Pflegeheim, in welchem aber auch nichts geschah, was mir zum Gesundwerden hätte verhelfen können. Mein Gewicht sank unter vierzig Kilogramm, und mir verblieb nur das Warten auf mein sicheres Ende. Mit aufgetriebenem Leib, in dem nichts mehr zu funktionieren schien, und dem Mut der Verzweiflung suchte ich nunmehr in einem Kräuterbuch nach möglicher Hilfe.

Genesung durch Kräuter und heiße Bäder

Nach langem Suchen fand ich eine Reihe Kräuter, die umfassend wirken sollten. Meine jüngste Schwester besorgte und bereitete den Tee und brachte mir diesen unauffällig. Sie hatte ihn aber anscheinend zu stark werden lassen, so daß bei mir ein vehementer Stuhl- und Wasserabgang zustande kam. Zum Glück hatte mir eine Krankenschwester auf meine Bitte einen Stuhl mit entsprechendem Einsatz beschafft, der randvoll wurde. Danach war ich total erschöpft. Man brachte mich wieder zu Bett, und nach einem Schlaf von etwa drei Stunden fühlte ich mich sehr erleichtert. Der vorher aufgetriebene Leib war viel dünner, und bald konnte ich auch wieder etwas essen. Den Tee trank ich weiter, aber weniger stark. Danach ging es mir rasch besser, und auch mein Gewicht begann sich zu normalisieren. Nun bat ich den Professor W., mir einige Bäder zu genehmigen. Die von ihm verordnete Temperatur war mir zu kalt, und so ließ ich heißes Wasser nachlaufen. Je wärmer das Bad wurde, um so schmerzfreier konnte ich mich bewegen. Das war sehr wohltuend, aber schon kam das Strafgewitter. Die zuständige Schwester war entsetzt über das dampfende Bad und den erschöpften Patienten. Schnell kam eine zweite Schwester, die noch heftiger schimpfte. Man brachte mich wieder ins Bett. Ich schlief sehr schnell ein, und als ich nach etwa drei Stunden erwachte, standen die beiden Krankenschwestern wieder vor mir. Die Strafpredigt begann von neuem. Plötzlich bemerkte ich meine leichtere und schmerzfreiere Beweglichkeit. Diese führte ich begeistert vor. Damit erreichte ich, daß dem Chefarzt nichts gemeldet wurde. Die beiden Schwestern waren froh, daß es mir besser ging, ich mußte ihnen aber versprechen, die Wassertemperatur nicht mehr gar so hoch zu steigern. (Der Zulauf an heißem Wasser brachte Quellwasser, das fast kochend aus der Erde kam.)

Ende der Qualen nach einem Jahr

Durch den starken Einfluß der Kräuterteekur auf meinen Stoffumsatz und die dadurch bewirkte erhöhte Entgiftung und Ausscheidung konnten auch die beinahe unauffällig durchgeführten Überwärmungsbäder als künstliches Fieber zur erhöhten Verbrennung und Ausscheidung beitragen. So konnte ich bald ohne fremde Hilfe nach Hause gehen. Die Ärzte, die von meiner Kur nichts wußten, standen vor einem Rätsel. Für Kräuterkuren hatten sie nur ein mitleidiges Lächeln. Die Überwärmungsbäder, die, wie ich erst später erfahren habe, in der Erfahrungsheilkunde seit Urzeiten bekannt sind, hätten sie mir bestimmt verboten.

So kam ich nach all den Qualen und einem fast ein Jahr dauernden Krankenlager bei hochschulmäßiger, aber erfolgloser Behandlung durch eigenes, aus der Not geborenes Nachdenken und gezieltem Erkenntniswandel auf den rechten Weg, mit den von der Natur gegebenen Mitteln und Möglichkeiten gesund zu werden. Dabei erkannte ich, daß die moderne Medizin bei der Behandlung bestimmter Symptome erfolgreich sein kann. Ich fragte mich aber, ob dies dem Leben dienlich ist.

Opfer ärztlicher Hilflosigkeit unter nahen Verwandten

Einige Jahre später verlor ich dann noch meine beiden sonst quicklebendigen Schwestern im Alter von 26 und 28 Jahren durch Lungenentzündung und deren Folgen. Auch die hierbei erlebte ärztliche Hilflosigkeit verursachte in mir Zweifel gegenüber dem hochschulmäßigen Wissen und Können.

Später kam ich durch eigene Erfahrungen zu der festen Überzeugung, daß meine Mutter das Opfer einer unverantwortlichen Fehlentscheidung wurde und auch meine beiden Schwestern niemals so früh hätten sterben müssen, wenn

man sie naturgemäß behandelt hätte. Meine Vorfahren sind erbgesund. Der Bruder meiner Mutter starb im 97. Lebensjahr, und mein Bruder ist heute 88 Jahre alt, dem Alter entsprechend gesund. Beide haben in ihrem ganzen Leben die Hochschulmedizin nie ernsthaft bemüht.
Aber auch mein Vater, ein gesunder und robuster Mann, an dem bei meiner Abreise keine Spur von einer krankhaften Veränderung zu erkennen war, starb nach kurzer Erkrankung bei medizinischer Behandlung zu Hause im Alter von 59 Jahren.

Hochgradige Verbrennung mit natürlichen Mitteln geheilt

Dann traf uns ein neues Unglück. Unser Haus war ein Neubau, in dem noch der Gasanschluß fehlte. Bei schnellem Bedarf an heißem Wasser wurde ein Spirituskocher benutzt. Eines Tages ergoß sich durch Unvorsichtigkeit der brennende Spiritus über das Kleid meiner Schwägerin. Als erster hinzukommend, sah ich nur noch ein Restfeuer an der Hüftbefestigung der Kleider. Ich rief schnell einen Arzt, der Brandbinden und Salbe verordnete und mir sagte, daß eine so hochgradige Verbrennung noch keiner überstanden habe. Ich bat den zweiten Arzt am Platz um einen Besuch. Aber auch er wußte keinen besseren Rat als der erste und zweifelte noch mehr an dem Durchkommen der Patientin.
Nun hatte ich gelesen, daß Honigwasserumschläge im Verbrennungsfall hilfreich seien. Also bereitete ich Honigwasser. Die damit vorgenommenen Umschläge brachten sofort eine Schmerzlinderung und eine große Erleichterung für die Patientin. Allein der Kopf und die Unterschenkel waren frei von Brandwunden. Stellenweise benutzten wir Lebertransalbe, die ebenfalls gut vertragen wurde. Bald war die Patientin schmerzfrei, und alle Wunden heilten schnell.

Sie wurde trotz der großen Not wieder ganz gesund. Die zum Teil großen Narben, die zurückgeblieben waren, konnte sie geschickt verdecken.
Nach all der selbsterlebten schulmedizinischen Hilflosigkeit am Krankenbett steigerte sich in mir das Bedürfnis, nach weiteren Möglichkeiten zum Gesundwerden in kranken Tagen zu suchen. Das führte mich zunächst an den Ursprung der Hochschulmedizin. Da gewahrte ich Erschreckendes.

Erschreckende Einblicke in die Hochschulmedizin
In den ersten, um das Jahrtausend unserer Zeitrechnung errichteten Schulen, dann Universitäten genannt, herrschte die medizinische Fakultät. Dort erfand man auch den Doktortitel. Als weiteres Merkmal menschlicher Schwäche umgab man sich mit dem Nimbus der Unfehlbarkeit, die neben ihren eigenen Behauptungen, übereilten, wenig durchdachten und wenig verständlichen Lehrmeinungen und Prinzipien keine andere noch so bewährte Erfahrung duldet. In der Hybris dieser Intellektuellen entfaltete sich ein rücksichtsloses Experimentieren am Menschen. Sie schufen die verhängnisvolle Theorie, daß eine Wunde nur im Eiter heilen kann. Der Aderlaß wurde gedankenlos durchgeführt und im übrigen wühlte man im Blut, Eiter und Schmutz. Operiert wurde im Henkerstil bei vollem Bewußtsein, und den Blutstrahl aus der Wunde versuchte man mit dem Glüheisen zu veröden. Diese Tyrannei dauerte fast ein Jahrtausend.
Während man schon früh bei der Geburtshilfe große Leistungen vollbrachte und auf Sauberkeit achtete, unterlag die Geburtshilfe im Mittelalter der totalen Vergewaltigung der christlichen Lehre. Frauen, bei denen der Geburtsvorgang nicht normal verlief, mußten entsprechend dem Tabu der christlichen Lehre in Massen sterben. Selbst die führen-

den medizinischen Fakultäten gingen schweigend an dem Los der Sterbenden vorüber.
Gegen Mitte des Jahrhunderts wurde der Lehrplan für die Gynäkologie aufgenommen. Doch durch die Wundeiterung, den Hospitalbrand beziehungsweise das Kindbettfieber, starben fast die Hälfte der Wöchnerinnen. Semmelweis erkannte diese Seuche als Folge jahrhundertelanger Verblendung. Semmelweis mußte gehen, es gab für ihn kein Vorwärtskommen mehr, und durch das Totschweigen seiner Erkenntnisse mußten Zehntausende Mütter sterben.
Wie groß muß die Verbohrtheit gewesen sein, daß sie entgegen dem Zwang der Logik an akademischer Routine festhielten und dabei nicht unter dem Druck ihrer eigenen unbeschreiblichen Schuld zusammenbrachen.
Als Professor Josef Lister 1860 die Chirurgische Klinik in Glasgow übernahm und die vom Gestank erfüllten, Massengräbern ähnlichen Krankensäle durchschritt, wurde ihm klar, daß endlich etwas gegen die Wundeiterung und den Hospitalbrand geschehen müsse. Aber auch Listers Erfahrungen stießen auf Zweifel und sogar auf Spott der medizinischen Fakultäten.
Das Zeitalter der Bakteriologie brachte Robert Koch.
Als Professor Robert Koch den Ärzten sein Tuberkulinserum vorlegte, glaubte die medizinische Welt, endlich ein wirksames Mittel gegen die Tuberkulose gefunden zu haben. Diese Hoffnung ließ sich nicht bestätigen. Es zeigten sich nach dessen Anwendung verheerende Reaktionen mit raschen Todesfolgen. Man glaubte nach streng verstandesgemäßen Überlegungen zu handeln, bemerkte aber nicht, wie sehr man sich täuschte. Aber auch Professor Virchow, dem man nachsagt, er habe unzählige Leichen seziert, fehlte das hippokratische Band. Es fehlte ihm der große philosophische Überblick, sonst hätte er alle pathologi-

schen Erscheinungen zu einem abgerundeten großen Ganzen zusammenfassen müssen.
Calmette vom Pasteur-Institut fand, daß abgeschwächte Tuberkulosebazillen nicht mehr tödlich wirken. Doch von den so behandelten 300 Neugeborenen in der Hansestadt Lübeck gab es 90 Soforttote, die übrigen erlagen etwas später einer schweren Tuberkulose.
Die Pockenschutzimpfung schützt nicht vor Pocken, das bestätigte schon Professor Dr. med. Germann in seinen »Historisch kritischen Studien 1875«. Hundert Jahre mußten vergehen, ehe die gesetzlich angeordnete Pockenschutzimpfung mit ihren jährlich etwa 140 tödlichen Impfkomplikationen und 1500 gehirngeschädigten hilflosen Krüppeln abgeschafft wurde. Aus liebgewordenen Irrtümern der Medizin bleibt ein unübersehbarer Berg verstümmelter, vom Leben zum Tod gequälter Mitgeschöpfe.
Erst 1886 gelang es Professor Bergmann, in der Charité Berlin neue Desinfektionsmethoden einzuführen. Bis dahin mußten fast ein Jahrtausend unzählige Menschen an der Wundeiterung und dem Hospitalbrand zugrunde gehen. Ein unverständlicher Kampf entfaltete sich unter den Chirurgen. Ihnen ging es um die Schnelligkeit in der Handhabung der Skalpelle, nicht aber um die Schmerzbekämpfung. Aber der radikale Eingriff bei vollem Bewußtsein und unvorstellbaren Schmerzen ließ die Patienten meist ins Grab sinken.
So erlebte ich noch kurz vor dem ersten Weltkrieg, wie einem neben mir wohnenden Schulkameraden, Robert Nußbaum, im Krankenhaus der rechte Oberschenkel abgenommen wurde. Er hatte diese Operation ebenfalls bei vollem Bewußtsein überstanden.
1928 kam das Betäubungsmittelgesetz, und bald danach kam es zu einer Revolutionierung des Arzneimittelmarktes.

Selbstgefälligkeit führt nicht zur Weisheit

Da die Natur keine widernatürlichen Halbheiten schafft, begann ich mit dem Studium der Volks- und Erfahrungsheilkunde. Wenn man von der Vervollkommnung der Methoden absieht, ist sie nichts Neues und dazu so alt wie die Menschheit selbst. Stets war sie geprägt von der Ehrfurcht vor dem Leben, dem Studium des ganzen Menschen, seines Ursprungs und seiner Lebensoffenbarungen, der Erkenntnis der Natur und der in ihr wirksamen Kräfte, die es auch ermöglichen, dem lebendigen Ganzen der Schöpfung näher zu kommen. So suchte ich, vom Wunder des Lebens erfaßt, die Schicksalsrunen zu entziffern, des Daseins Hieroglyphen, welche das Leben selbst schreibt.

Offizieller Beginn meines naturheilkundigen Wirkens

Meine ständig wachsenden Erfolge beflügelten mich zu neuen Taten. Im Jahr 1928 begann mein offizielles naturheilkundliches Wirken. Ich war zu der Überzeugung gelangt, daß man, um Illusionen, Irrtümer und von anderen schlecht beobachtete Tatsachen zu erkennen, nicht unbedingt das Zeugnis einer Schuldisziplin braucht. Was man aber haben muß, ist die Fähigkeit des freien, systematischen Denkens. Die Erkenntnis, daß selbst den bedeutendsten Professoren unglaubliche Irrtümer unterlaufen, machte mir deutlich, daß der Mensch fortwährend in Gefahr ist, seine Fähigkeiten zu überschätzen. Deswegen war es nie mein Fall, bequem mit dem Strom zu schwimmen.

Wie ich meine Niere gerettet habe

Gleich zu Beginn meines naturheilkundlichen Wirkens hatte ich mit mir selbst zu tun. Fast zwei Wochen lang bekam ich Tag und Nacht immer wieder Nieren- bzw. Harnleiterkoliken. Da ich die unheilvolle Wirkung von Beruhigungsspritzen nicht vergessen hatte, begnügte ich mich

mit gut warmen Anwendungen. Bald danach bat ich Prof. Dr. med. K. um eine Röntgenuntersuchung. Diese zeigte eine sehr starke Veränderung der rechten Niere und eine ganz erhebliche Steinansammlung, worauf der sehr besorgte Mediziner meinte, daß ich sehr bald mit der notwendig werdenden Entfernung der Niere rechnen müsse.
Ich war sehr betroffen, dachte aber nicht daran, mich operieren zu lassen, ehe ich alle naturgegebenen Möglichkeiten eingesetzt hatte. Als alle anderen Mittel keinen greifbaren Erfolg brachten, stellte ich mich ganz auf das eben von mir fertig entwickelte N4 ein, von dem ich alle zwei Stunden 20 Tropfen im Wechsel mit L2 nahm. Dann kaufte ich mir einen Topf, um den Harn auf Steinabgang überwachen zu können. Ich hatte Glück, denn es kam kein Stein, sondern nur Gries in Mengen.
Nach zwei Jahren begegnete ich Herrn Professor K., der meine rechte Niere noch in sehr unangenehmer Erinnerung hatte. Ich verneinte wahrheitsgemäß seine Frage, ob ich mich hätte operieren lassen. Eine neue Aufnahme zeigte die Niere wieder normal und ohne Steine. Als der Professor die Menge Gries sah, den ich aufgehoben hatte, bat er mich darum, ihm zu verraten, wie ich es geschafft hatte, ihn herauszubekommen.
Inzwischen sind mehr als fünfzig Jahre vergangen. Ab und zu mache ich eine Kur mit den gleichen Medikamenten. Ich bin dankbar, daß es mir so gut geht und beide Nieren noch einwandfrei arbeiten.

Gesundes Leben mit Frau und Kind

Erst 1935 hatte ich das große Glück, die Frau zu finden, die für all mein Wirken und Wollen großes Verständnis zeigte. So konnte sie nun miterleben, wie ich ständig von Patienten bemüht wurde, die, meist am Ende ihrer Kraft, nach Hilfe suchten. Sterben durfte mir keiner. Um so größer waren

die Sorgen, bis man den Patienten aus der Gefahrenzone gebracht hatte. Da waren die zuversichtlichen Worte meiner lieben Frau wahre Kraftspender. So wurde sie zu meiner großen Stütze in der Praxis und einer begeisterten Mitarbeiterin beim weiteren Ausbau meiner Rezeptur.
Im Jahr 1938 kam unser Sohn Dieter zur Welt, natürlich zu Hause. Zwar waren wir damals im Wohnbereich beengt, aber unsere Hebamme fand ihn ausreichend. Am Nachmittag war meine Frau noch mit einer Freundin nach Schlangenbad zum Kurkonzert gefahren. Als sie um 18 Uhr zurückkam, klagte sie über leichte Beschwerden. Um 22 Uhr war die Geburt komplikationslos überstanden.
Ernährt wurde unser Sohn ganz natürlich, wobei er sich zu einem Sonnenkind entfaltete. Wir ersparten ihm jede Impfung und die danach zu erwartenden Komplikationen. Die bekannten Kinderkrankheiten erlebten wir nicht bei ihm, obwohl ich gewiß von den verschiedenen Krankenlagern mit Masern, Scharlach, Diphtherie, Keuchhusten etc. ungewollt manchen Krankheitserreger mit nach Hause brachte. Wir lebten naturgemäß, ernährten uns von laktovegetabiler Kost und nahmen zum Süßen nur Honig. Dieses Essen bekam uns bestens und schützte uns vor Infektionskrankheiten. Heutzutage wird das Kinderkriegen und Kinderaufziehen immer moderner gestaltet. Aber es kommen immer weniger gesunde Kinder zur Welt. Auch hier haben wir vor lauter Begeisterung über unseren Fortschritt vergessen, wie unsicher und krank uns die Loslösung vom Ablauf des Naturgeschehens gemacht hat.

Vom Staatsanwalt bis zum Generalstaatsanwalt

Nicht in jedem Fall kann man helfen. Sehr oft fehlt es an der Mitarbeit des Patienten und seiner Umgebung, in der man alles besser zu wissen glaubt. Doch im allgemeinen wurden meine Bemühungen dankbar aufgenommen.

Ganz ausfallend wurden einige Schulmediziner, wenn es durch eine naturgemäße Behandlung solchen Patienten besser ging, die schon von ihnen aufgegeben worden waren, erst recht, wenn sie auch noch arbeitsfähig wurden. Das kam in meinem Wohnbereich sehr oft vor, und so inszenierten diese Herren eines Tages eine Anzeige gegen mich beim Staatsanwalt.

Da hieß es, ich hätte versucht, mit homöopathischen Mitteln Krebs zu heilen. Das war 1934–35. Während dieser Zeit galt es fast als ein Verbrechen, an der Richtigkeit der Anwendung von Stahl und Strahl zu zweifeln, obwohl die Strahlenschäden damals ein verheerendes Ausmaß annahmen und den Patienten ein qualvolles Ende bereiteten.

Viel später mit der Einführung der jeder Frau empfohlenen Mammographie führten meine Bedenken gegenüber deren Strahlenbelastung mit krebsfördernder Wirkung zu einer erneuten Anzeige bei der Staatsanwaltschaft. Es dauerte aber nicht lange, da kam aus Amerika die gleiche Warnung. Heute warnt sogar die Weltgesundheitsorganisation. In deren Bericht heißt es, daß viele Röntgenaufnahmen nutzlos seien. Dort hält man sogar die periodisch vorgenommenen Röntgenuntersuchungen zur Feststellung von Brustkrebs für schädlich. Dabei wird auch eindringlich vor Röntgenuntersuchungen schwangerer Frauen gewarnt, da das Embryo stets der Strahlenquantität ausgesetzt sei. Leider werden alle diese Warnungen vielfach überhört.

Im Falle der ersten Anzeige 1935 genügte meine eingehende schriftliche Stellungnahme, daß der Staatsanwalt davon absah, mir den Prozeß zu machen. Ich war überrascht und das um so mehr, als die beiden Schulmediziner, die das Ganze angezettelt hatten, höhere Parteigenossen waren.

Im zweiten Falle – das war 1975 – genügte zwar auch meine schriftliche Stellungnahme, aber die Herren von der anderen Fakultät legten Beschwerde beim Oberstaats-

anwalt ein, und zwar mit der Begründung, man hätte die Karteikarte nicht eingesehen.
So standen eines Tages zwei uniformierte und bewaffnete Polizeibeamte vor meiner Wohnung und zwei Mann in meiner Praxis, um die fragliche Karte abzuholen. Diese überreichte ich erst nach telefonisch vereinbartem Abzug der Beamten meinem anwesenden Rechtsanwalt zur Weitergabe. Der Staatsanwalt lehnte eine Klage ab, wonach die Beschwerde an den Generalstaatsanwalt ging, der die endgültige Ablehnung einer Klage gegen mich verfügte.

Mein Kriegsdienst, im Hungerlager, als Holzfäller daheim

Im zweiten Drittel des zweiten Weltkrieges wurde ich zum Heeressanitätsdienst verpflichtet. Das war eine unschöne, arbeitsreiche Zeit. Dabei holte ich mir laut Untersuchung durch Professor Sch. einen Herzmuskelschaden, bei dem man mich in normalen Zeiten sofort vom Dienst befreit und entlassen hätte.
Stattdessen wurde ich in ein Lazarett befohlen, wohin ich aber nicht ging, denn ich hatte etwas gegen die vorgesehenen Injektionen. Mit der notwendigen Arznei hatte ich mich selbst versorgt, und mein Chef bat mich, bei der Truppe zu bleiben, war ich doch der einzige Sanitätsdienstgrad, der sie zu betreuen hatte.
Nun wurden mir viele Erschwernisse soweit wie möglich abgenommen. Doch auf dem Rückzug gerieten wir in Gefangenschaft. Zum Glück hatte ich kurz vorher meine Arznei in Verbandspäckchen versteckt, sonst hätte man sie mir auch noch abgenommen, wie es mit unseren Zeltplanen und Decken geschehen war. Das Lager war unter freiem Himmel, und da es wochenlang regnete, war das abgeerntete Feld ein Schlammbad, wo es keine Unterkunft gab. Unsere Bewacher brachten es auch noch fertig, die geringe

Essenszuteilung da und dort verkommen zu lassen. Dabei verlor ich von meinem Normalgewicht mindestens ein Drittel.
So kam ich superschlank, kaum noch gehfähig nach Hause. Zu meinem großen Glück fand ich meine liebe Frau und meinen Sohn wieder. Meine Praxis war total zerstört, aber unsere Wohnung, wenn auch ohne Fensterscheiben, erhalten geblieben. Da es kalt war, half mir ein Patient, indem er aus den großen Fensterrahmen kleine Felder machte, zu denen wir im Scherbenhaufen brauchbare Stücke suchten. Wir setzten sie zusammen und paßten sie in die kleinen Felder ein.
Der Förster teilte mir im Wald zwei Bäume zu, und ein Bekannter half mir, diese umzulegen. Ein Patient, der noch einen fahrbereiten Traktor besaß, brachte das Holz zum Sägewerk und dann zu uns nach Hause. Im Sägewerk entdeckte ich auch einen Kanonenofen mit Rohr, der die unbrauchbar gewordene Heizung ersetzen mußte. Jetzt hatten wir endlich eine warme Stube. Doch die Beschaffung von Räumen für die Praxis war außerordentlich schwer. Erst als die Wohnungsnot vorbei war, kam ich aus der Notlösung heraus und konnte sie ausreichend in meinem Haus einrichten.

Trotz schwerster Unfallfolgen Auftakt zu neuem Leben des Sohnes

Durch eine Geisterfahrerin, die plötzlich auf der Autobahn in den Gegenverkehr geraten war, kam mein Sohn Dieter zu einem folgenschweren Unfall. Er mußte durch Polizei und Sanitätsdienst aus seinem Wagen geborgen werden. Sein neues Auto hatte nur noch Schrottwert.
Nach dem Aufnahmebericht der Unfallstation der Klinik war mein Sohn bei der Einlieferung tief bewußtlos. Die Atmung war frei, der Pulsschlag schwach. Es bestand eine

Pupillendifferenz. Im Stirnhaarbereich fand sich eine große, 12 cm lange Skalpierungswunde. Weitere drei etwa fünf cm lange Wunden fanden sich im Gesicht und vor allem über dem Jochbein links. Während der rechte Unterschenkel große Weichteilwunden aufwies, zeigte sich das rechte Hüftgelenk deformiert. Die Röntgenaufnahmen bewiesen eine Ausrenkung des Hüftgelenkes mit Hüftgelenkpfannendachbruch sowie einen Bruch des vorderen Bekkenrings.

Sofort nach der Aufnahme wurde eine intensive Schockbehandlung mit Infusionen durchgeführt. Nachdem sich der Kreislauf erholt hatte, konnte wenige Zeit nach der Einlieferung in Vollnarkose das abgesprengte rechte Hüftgelenk reponiert werden. Zur Entlastung der geschädigten Pfanne und des Oberschenkelkopfes wurde ein Streckverband angelegt und das Bein auf Braunscher Schiene ruhiggestellt. Die Kopfschwartenplatzwunden wurden operativ versorgt und der Verletzte in ein Arztzimmer gebracht.

Zuerst sah ich meinen Sohn nach dem Unfall im Operationssaal. Nach Rücksprache mit dem Chefarzt Dr. W. konnte ich ihn im Arztzimmer überwachen. Man ließ ihn auf der fahrbaren Liege, nicht ansprechbar, mit dickem Kopfverband, Magensonde, die Unterarme an der Liege befestigt, am rechten Arm die Infusion, am linken eine Bluttransfusion und das rechte Bein im Streckverband. Die Unfallfolgen, die Vollnarkose und nun noch eine starke Herz- und Kreislaufbelastung, dazu nicht ansprechbar, das alles ließ ernste Zweifel an den Überlebenschancen meines Sohnes zu.

Dreimal kam es in dieser Nacht zu einem Herz- und Kreislaufversagen. Das geschah jedesmal sehr plötzlich. Beim letztenmal war gerade die Stationsschwester anwesend. Die meinte nachher: »Das war doch das sichere Ende! Was haben Sie da dem Patienten so rasch in den Mund geschüttet?« Es war H2, das ich immer bei mir trug, und sie konnte gar nicht begreifen, daß ein homöopathisch dosiertes Mittel überhaupt und so schnell wirksam wird.

Gegen Morgen mußte ich mit ansehen, wie ein zunächst kleiner Erguß am Hals links plötzlich so groß wie ein Kinderkopf wurde. Sofort stellte ich die Bluttransfusion ab, weil der Verdacht nahe lag, daß die darin enthaltenen gerinnungshemmenden Mittel eine erneute Blutung verursacht hatten. Als am Morgen der Chefarzt kam, berichtete ich ihm, was in der Nacht geschehen war. Er bejahte mein Verhalten und sagte, ich solle so weitermachen. Im übrigen habe er befürchtet, daß der Patient diese Nacht nicht überleben würde.

Langsam erholten sich Herz und Kreislauf, und so wurde mein Sohn umgebettet und in ein anderes Zimmer verlegt. Am dritten Tag war er ansprechbar. Er konnte jede Frage beantworten, nur von seinem Unfall wußte er nichts. Doch dann änderte sich das Befinden rasch. Auf seiner Haut zeigten sich rötliche Pusteln, die Atmung wurde flach und kurz. Es fanden sich alle Anzeigen einer beginnenden doppelseitigen Lungenentzündung. Dazu kam, daß seine Leber, vorher normal und gesund, so stark anschwoll, daß sie bis 6 Qf. breit unter der Normalgrenze tastbar war. Der Harnabgang war blutrot.

Damit hatten wir neben dem Unfallschaden noch einen vielleicht schwerwiegenderen Therapieschaden, eine hämolytische Transfusionsreaktion, die leicht zu einem Zusammenbruch des Kreislaufs führt. Dadurch erschien der rote Blutfarbstoff im Urin. Übertragen wird das Blut als Fertigware meist nur nach starkem Blutverlust. Dieser konnte aber bei meinem Sohn nicht zutreffen. Somit erfolgte sie routinemäßig. Auch der massive Einsatz von Antibiotika mit tiefgreifender Wirkung auf das Gehirn blieb nicht ohne Folgen. Mein Sohn wurde nach alldem

erneut tief bewußtlos, und das vier Wochen lang! Trotz des massiven Einsatzes von Antibiotika kam es zur Lungenentzündung. Der Chefarzt der Inneren Medizin, der sich im Hinblick auf die lebensbedrohliche Situation selbst um den Patienten hätte kümmern müssen, schickte seinen noch sehr jungen Oberarzt. Was dieser anzubieten hatte, mußte ich ablehnen. Zwar hätte er der Wissenschaft Genüge getan, bestenfalls hätte er aber mit an Sicherheit grenzender Wahrscheinlichkeit das Übel nur vermehrt. So blieb für mich nur mein voller Einsatz. Die Lungenentzündung brachte ich schnell mit L3 und L6 in halbstündlichem Wechsel mit H3 und G zum Rückgang. Bis zum Abend konnte mein Sohn wieder durchatmen.
Nach Abklingen dieser Entzündung erfolgte die Behandlung der übrigen Schäden. Langsam normalisierten sich auch wieder die Leber und der Kreislauf. Mit den ersten Zeichen der Wiedererlangung des Bewußtseins kam der Zeitpunkt, in dem die rechte Hüfte freigelegt und die abgesprengten Knochenstücke zusammengefügt werden mußten.
Nach der Operation war mein Sohn erneut sehr erschöpft. Dennoch war er bald ansprechbar, und auch die Operationswunden heilten schnell. Doch als er die Augen öffnen wollte, zeigte sich, daß es links nicht möglich war. Der hinzugezogene Augenarzt hatte dafür nichts Wirksames anzubieten. So versuchte ich es mit meinem H2 mit P2 und A1. Genau nach 16 Tagen war der Schaden behoben und das Auge, statt mit weit aufgerissener Pupille ganz nach oben gerichtet, wieder normal.
Einige Tage später kam es zu einem Harnleiterschluß. Um dieser Situation gerecht zu werden, mußte ich die Arznei umstellen. Mit N4 und N3 und W2 konnte auch dieser Zwischenfall weitgehend ausgeglichen werden. Aber in dieser Zeit veränderte sich das linke Auge wieder so, wie es vor der Behandlung war. Es öffnete sich nicht mehr, und

der Augapfel war wieder ganz nach oben gerichtet. Doch nach dem Einsatz oben genannter Arznei war auch dieser Schaden bald wieder behoben.
Die ganze Zeit versuchte ich, meinen Sohn mittels Schnabeltasse mit Haferschleim, Weizen- oder Vierkorn-Schrotbrei und Möhrensaft zu ernähren. Meist dauerte das Leeren der Tasse fast eine Stunde. Nachdem er aber wieder bei vollem Bewußtsein war und der Appetit mit M1 und A besser wurde, ging es mit vereinter Kraft, auch der aus Mutters Küche, rasch aufwärts. Eines Tages rief mich der Polizeimeister an, der meinen Sohn aus dem Auto geborgen hatte, um zu hören, wie es weitergegangen war. Er konnte es gar nicht fassen, daß er überlebt hatte.
Erst nach fünf Monaten konnte er nach Hause entlassen werden. Zwar wurde der Heilungsprozeß der Knochen als sehr gut bezeichnet, aber bewegen konnte er sich nur mit zwei Gehstützen. Wir taten alles für ihn, was zu seiner Genesung beitrug. Nach weiteren zwölf Monaten wurden in der Klinik die Schrauben aus dem Becken entfernt. Diese Operation verlief komplikationslos. Zwei Wochen danach wurde er entlassen. Bis zu seiner vollständigen Wiederherstellung vergingen rund drei Jahre. Das war eine lange, sorgenreiche, schwere Zeit.

Mein eigener Vorderwand-Infarkt

Zuerst kam es zu einem Ziehen am Unterkiefer, dann zu einem heftigen Sternaldruck, ein sehr schmerzhaftes Zusammenziehen in der Brust, ausstrahlend über beide Innenarme bis zu den Händen. Ich bin hart im Nehmen, aber das war so schrecklich, wie ich es nie zuvor erlebt hatte. Ich war kaum zu atmen imstande, und bei der geringsten Bewegung steigerte sich der Schmerz, das Vernichtungsgefühl. Dabei verhielt ich mich ganz ruhig, um meine liebe Frau nicht noch mehr zu ängstigen. Meine Verhältnisse

sind geordnet, und ich glaube, daß man, wie ich, nach einem erfüllten Dasein leichter das Unabänderliche erträgt. Doch dann kam mein Sohn und machte mir sofort eine Injektion von 1½ ml De We 25, verteilt an den Plexus solaris und an die Hauptschmerzpunkte zwischen der vierten bis fünften Rippe links und an den ersten, dritten und fünften Brustwirbel links. Er setzte die Injektion tief bis an den Schmerzpunkt. Danach löste sich der furchtbare Krampfschmerz sofort.
Ich habe mit diesem völlig unschädlichen Medikament unzähligen Menschen oft sehr schnell aus allen möglichen Situationen helfen können, aber daß es mir selbst noch aus dieser schrecklichen Lage helfen könnte, glaubte ich kaum. Was danach noch übrig blieb, war ein recht unangenehmes Zerstörungsgefühl in der Herzgegend. Mein Puls, besonders links, war kaum tastbar. Die mir bekannte Linksinsuffizienz meines Herzens zwang mich, es zunächst mit H3 zu versuchen. Um die genaue Menge herauszufinden, nahm ich zunächst fünf Tropfen. Danach änderte sich in der nächsten Minute nichts. So steigerte ich die Dosis auf zehn Tropfen, und das brachte sofort eine spürbare Erleichterung. Von da an nahm ich diese Mittel in zweistündlichem Wechsel mit H1 und N1.
Schon am nächsten Morgen war ich meine Beschwerden los. Nun mußte ich mal an den »stillen Ort«. Als keiner da war, machte ich mich vorsichtig auf den Weg. Aber das war ein beängstigendes Balancieren. Das wiederum zwang mich, meine Arznei umzustellen. So nahm ich ab sofort H2 mit A1 je 15 Tropfen in zweistündlichem Wechsel mit H1 und N1. Am Abend war das Gleichgewicht fast wiederhergestellt, und am nächsten Tag war ich befreit. Es ging mir gut, aber ich konnte mich nur sehr langsam und wenig bewegen. Doch auch das wurde von Tag zu Tag besser. Nach einigen Tagen nahm ich dann nur noch H1 mit A1 dreimal

täglich je 15 Tropfen. Wenn in der Brust und den Zwischenrippennerven Schmerzen auftraten, verteilte ich an diesen Stellen ca. 8–10 Tropfen N1, worauf sie sich verloren. Oft dachte ich, wenn ich mein H1 vorher so genommen hätte, dann wäre mir der Anfall sicher erspart geblieben. Früher hatte ich das auch getan, aber während der letzten fünf Jahre ging es mir wohl zu gut.
Zwei befreundete Mediziner, die von meinem Unheil hörten, besuchten mich. Sie meinten, ich müsse mir doch ein EKG machen lassen, um zu sehen, woher der Anfall gekommen sei. Davon habe ich keine allzu große Meinung, denn ich habe oft erlebt, daß Patienten ein normales EKG hatten und bald darauf am Herztod starben, während andere mit einem schlechten Befund alt wurden.
Trotzdem ließ ich mich zu einem mir bekannten Klinik-Chef fahren. Als er sich nach Fertigstellung des EKG das Ergebnis ansah, veränderte sich sein Gesichtsausdruck. Er meinte besorgt, ich hätte einen Vorderwandinfarkt, dürfe mich nicht bewegen, müsse in der Klinik bleiben und wahrscheinlich sechs Wochen liegen. Schon kam die Schwester mit einem Rollstuhl, um mich auf das Zimmer zu bringen. Doch dazu mochte ich mich nicht entschließen, was der gute Mann nicht fassen konnte. All sein Zureden half nichts. Mein Sohn brachte mich wieder nach Hause.
So blieb ich denn auch weiterhin in immer angemessener Bewegung. Nach sechs Wochen ging es mir so gut, daß ich in meinem Garten drei kleine Bäume mit Axt und Picke herausmachte und die Handwerker überwachte, die meine Gartenmauer in Ordnung brachten. Später sah ich mir zwei Fußball-Spitzenspiele im Fernsehen an. Anschließend aß ich etwas zu fett, was sonst gar nicht meine Art ist. Vier Stunden später hatte ich plötzlich erneut einen Herzanfall. Es war Nacht, meine Frau schlief, und ich wollte sie nicht ängstigen. So schluckte ich nacheinander den Inhalt von

vier Nitro-Kapseln, die ein Kollege von der anderen Fakultät für den Notfall dagelassen hatte. Aber mein Zustand wurde eher schlechter als besser. Jetzt nahm ich wieder H1 mit N1 und massierte die sehr schmerzhaften Nervenpunkte zwischen den Rippen mit N1. Danach fühlte ich mich sofort besser und konnte wieder frei atmen. Den Restschmerz mußte mein Sohn mit der gleichen Injektion wie beim ersten Anfall beseitigen. Dann nahm ich meine Arznei wie beim ersten Anfall.

Seit über fünf Jahren geht es mir sehr gut. Vorübergehend machte mir ein unsicherer Gang zu schaffen. Nachdem ich dagegen H2 mit A1 und B je 15 Tropfen dreimal täglich genommen hatte, waren auch diese Beschwerden schon nach drei Tagen behoben. So erlebte ich selbst die Erkrankung des Herzens meiner unzähligen Patienten, denen ich immer wieder zum Gesundwerden verhelfen konnte.

Meine eigenen schnell wachsenden Tumoren

Doch der dunkle Schatten des Todes wollte noch nicht von mir lassen. In der linken Leiste und im Kieferwinkel entwickelten sich in der Lymphbahn jeweils ein Tumor. Derjenige am Hals wuchs schneller. Zur Aktivierung des lymphatischen Abwehrsystems nahm ich L1 mit C in dreistündlichem Wechsel mit C1 und F5 je 15 Tropfen. Ich gebe zu, es öfters vergessen zu haben, und so blieb auch der gewünschte Erfolg aus. Diese Arzneimittel hatten mir in der Praxis in gleichen Situationen sehr oft geholfen. Nun dachte ich, vielleicht zu alt dafür zu sein, und stellte die Arznei zur Seite.

Es dauerte aber kaum zwei Wochen, da fingen diese Knoten mächtig zu wuchern an. Auch meine linke Gesichtshälfte schwoll zusehends an. Die Ohrspeicheldrüse wurde dicker und hart. Das hatte mich sehr beunruhigt, und so suchte ich einen mir lange bekannten Chirurgen auf, um

einmal seine Meinung zu hören. Er sah sich mein Übel an und meinte, es wäre besser, ich ginge in die M-Klinik, denn dort arbeite ein großer Spezialist, dessen Geschicklichkeit er schon oft zu bewundern Gelegenheit gehabt hätte. Durch diese Operation käme es zu einer Entstellung besonders im Gesicht, was er mir nicht antun wolle.
Ich gab ihm zu verstehen, nicht dorthin zu gehen. Das dort übliche routinemäßige Untersuchungsverfahren mit einer Unmenge von Strahlenbelastung, mir in meinem Fall völlig unnötig erscheinend, lehnte ich ab.
Also ging ich mit dem Gedanken nach Hause, es doch noch einmal mit meiner Medizin zu versuchen. Ich nahm nun die gleiche Arznei, aber in zweistündlichem Wechsel, zuerst L1 mit C, später C1 mit F5, je 15 Tropfen, diesmal gewissenhaft. Jetzt gingen Schwellung und Drüsenverhärtung langsam zurück. Was blieb, war ein harter Tumor hinter dem linken Kieferwinkel von der Größe eines kleinen Hühnereis.
Nun steigerte ich die Tropfenzahl auf 20, am nächsten Tag auf 25, danach ging ich wieder zu 20 über. Dabei fühlte ich mich besonders wohl, aber innerhalb des Tumors begann ein auffallendes Rumoren. Als ich nach der siebten oder achten Nacht erwachte, war er weg. Da ich es zunächst selbst nicht fassen konnte, bat ich meine Frau, nachzusehen. Auch sie konnte zu ihrer großen Überraschung nichts mehr finden als nur noch eine kleine Stauung in der Lymphbahn. Die Arznei nahm ich jetzt nur noch dreimal am Tag.
Dann bat ich meinen Chirurgen Dr. F. um einen Termin. Er sagte schon am Telefon, daß er sich Sorgen mache, weil man eine solche Sache doch nicht so vor sich herschieben könne, da sie ständig weiterwuchere. Obwohl ich ihm sagte, daß ich mich recht wohl fühle, drängte er darauf, mich noch am gleichen Tag zu sehen. Seine Überraschung

nach wiederholten Untersuchungen war groß. Dann sagte er: »Ich hätte nie gedacht, daß Sie hier eine vollständige Heilung möglich machen könnten. Jetzt haben Sie mich wirklich überzeugt!«

Dr. F. gab zu, daß in der Klinik zuerst die lange, routinemäßige Untersuchung in Gang gesetzt worden wäre, also ein strahlenbelastendes Suchen nach dem, was man bei mir mit bloßem Auge sicher erkennen konnte und wofür ohnedies die operative Entfernung des Tumors vorgeschrieben wäre. Eine andere, der Krankheitsursache entsprechende Behandlung hat die moderne Medizin nicht anzubieten.

Darauf hätte mit an Sicherheit grenzender Wahrscheinlichkeit die Bestrahlung im Bestrahlungsbunker folgen müssen. Mit den danach notwendigen Sonden, Infusionen, Transfusionen und Zellgiften wäre ich längst nicht mehr am Leben, weil ich diese Belastungen in meinem hohen Alter nie überstanden hätte. Nun bin ich glücklich, daß ich mir dieses qualvolle Ende ersparen konnte, um so mehr, als sich bis heute – nach mehr als fünf Jahren – nicht die geringste Veränderung in meinen Lymphbahnen gezeigt hat.

Doch zurück zu meinem Lebenslauf.

II

Auf dem Weg der Volks- und Erfahrungsheilkunde

Auf dem Weg der Volks- und Erfahrungsheilkunde

Theorie und Praxis am eigenen Leib

Dieses Studium der Volks- und Erfahrungsheilkunde, aber auch der Einblick in das Entstehen und Wirken der Hochschulmedizin, ließen mich deren Grenzen erkennen. Je mehr ich aber der Menschheit ganzen Jammer miterlebte, um so mehr steigerte sich mein Suchen nach Möglichkeiten, mir selbst in kranken Tagen helfen zu können.

In gleichem Maße beseelten mich die höheren Gesetze des Lebens und das heilsame Bemühen der Natur. Dabei wurden mir die Täuschungen blendender Systeme so recht bewußt, und dies lehrte mich, über die Grenzen moderner wissenschaftlicher Betrachtungen hinwegzusehen. Das alles hielt mich fest auf dem Weg der Natur und der Erfahrung.

Mein fast zehn Jahre langes Studium war kein leichter Spaziergang, sondern ein ruheloses und an Opfern reiches Vorwärtsdrängen. Ich war ganz auf mich gestellt und frei von jedem Zwang einer Schuldisziplin. So wurde ich, ganz ohne ursprüngliche Absicht, zum Empiriker, wie sich die frühen Ärzte nannten, zum erfahrungsheilkundigen Praktiker.

Erschwerend wirkten meine Mittellosigkeit nach dem Verlust von Eltern und beiden Schwestern sowie die Inflation nach dem ersten Weltkrieg. Unterstützungsempfänger wollte ich nicht werden, und so war ich froh, einen Naturarzt zu finden, der mir das Massieren beibrachte und mir gleichzeitig bei einem Kriegskameraden in einem Naturheilsanatorium einen Wirkungskreis beschaffte. Nach einem Jahr umfangreicher Tätigkeit unterzog ich mich 1926 einer staatlichen Prüfung, und nach erbrachtem Abschluß gedachte ich mein weiteres Studium selbst zu finanzieren. Aber die Not war inzwischen so groß geworden und demzufolge mein Verdienst so klein, daß er eben ausreichte, meine sehr bescheidene Lebenshaltung aufzubringen. Für eine Schlafstelle reichte das Geld nicht, und so ruhte ich, in Decken eingerollt, auf dem Boden meines Arbeitszimmers. Meine Ernährung bestand vorwiegend aus Rohkost, und wenn es auch dazu nicht mehr reichte, machte ich eine Fastenkur, die nach einer vitalstoffreichen Ernährung kaum Schwierigkeiten bereitete.

Während wir uns vor und während des ersten Weltkrieges überwiegend von dem Ertrag unseres etwas mehr als 5000 qm großen Gartenlandes mit Obst, Salat, Gemüse und Kartoffeln ohne Kunstdünger oder sonstige Gifte versorgten, mußte ich später durch den Verlust meiner Angehörigen vielfach im Restaurant essen. Der geschmackliche Unterschied war groß. Zwar versuchte man, mit allerlei Gewürzen nachzuhelfen, ich aß auch viel, aber bald hatte ich wieder Hunger und viel Durst, sicher bedingt durch die Wertminderung und zu viel Kochsalz.

Nach dem ersten Weltkrieg stürzte sich alles auf das sogenannte kräftige Essen mit viel Fleisch. Zunächst war auch ich von der Richtigkeit dieser Ernährung überzeugt, stellte aber bald fest, daß der Sättigungswert trotz des Völlegefühls gering war. Das hielt ich eine Zeitlang aus, aber dann fiel mir auf, daß sich bei mir ein Leistungsabfall und Unlustgefühl bemerkbar machten.

Selbstversuche, die zu Erkenntnissen führten

Mit dieser Erkenntnis kam ich zu der laktovegetabilen Ernährung. Diese bereitete ich mir selbst, und so begann ich auch meine Ernährungs-Selbstversuche zur Klärung des Zusammenhangs zwischen Nährstoffverhältnis, Darmgärung, Darmfäulnis und Speisefolge.

Ich erkannte, daß die leichtverdaulichen Kohlehydrate wie Salat, Obst oder Frischkost den schwerer spalt- und resorbierbaren Nahrungsmitteln vorausgegeben werden sollten. Mit der in der modernen Medizin vorherrschenden eher krankmachenden Kalorienlehre konnte ich wenig anfangen.

Ich kam zu der weiteren Erkenntnis, daß allein das gesund gewachsene Naturprodukt das echte Mischungsverhältnis der Stoffe hat und mit dieser abgestimmten Wirkung uns selbst erhalten und das Gesundwerden ermöglichen kann. Von entscheidendem Einfluß ist die Zusammensetzung und die Zubereitung der Nahrung, ferner der Kauvorgang und der Zustand der Verdauungsorgane, der oft durch das Hinunterschlingen von zu heißer oder eiskalter Nahrung im argen liegt.

Daneben studierte ich mit großem Eifer die heilsame Wirkung von mehr als tausend Kräutern. Schließlich war ich doch durch eine selbst durchdachte Kräutermischung, dem Species I als Tee zubereitet, mein Stoffwechselchaos losgeworden, während mich die Überwärmungsbäder, das künstliche Fieber, von den Infektionsgiften befreit hatten. Und der Kombination beider Verfahren verdanke ich mein langes Leben.

Damals, nach meiner Entlassung aus dem Krankenhaus, suchte ich meine Erfahrungen mit der heilsamen Wirkung der Kräuter zu erweitern. In meiner kleinen Heimatstadt, wo fast jeder den anderen kennt, hatte es sich bereits herumgesprochen, daß ich mich kaum noch bewegen könne und es mit mir zu Ende ginge. Um so größer war jetzt die Neugier, zu erfahren, wodurch ich wieder gesund geworden bin.

Die Behandlung weitet sich zur Praxis aus

Das war schnell gesagt, und genau so schnell wollte man auch meinen Tee probieren, weil es da und dort einem Angehörigen nicht gut ging und die schulmedizinische Hilfe, wie ich es selbst vielfach erlebt hatte, ausblieb.
Die Krankenlager im eigenen Haus hatten mir die Augen geöffnet und mich zu kritischem Denken veranlaßt. So hörte und sah ich mir alles zuerst einmal an und vergewisserte mich der Tatsachen, bevor ich meine Empfehlung zu der notwendigen Kräutermischung und deren Zubereitung gab. Zunächst wurde dies zu meinem Hobby, selbstverständlich ganz ohne Berechnung. Nach fast zehn Jahre langer Beobachtung und Erfahrung und der möglichen Verbesserung der einzelnen Kombinationen brachte ich die Kräutermischung in die leichter dosierbare flüssige Form.
Je reicher ich an Erfahrungen wurde, um so mehr weitete sich das Anwendungsgebiet meiner Rezeptur aus, so daß es mir möglich wurde, Vor- und Zwischenstufen eines Leidens zu erfassen, das Fundament zu schaffen für eine wirksame und nebenwirkungsfreie Krankheitsverhütung und eine erfolgversprechende Krankenbehandlung. Notwendig ist dabei das Herausfinden des ursächlichen Krankheitsgeschehens, eine wirklichkeitsnahe Gesamtschau. Ohne umfassenden Blick und bei Überbewertung meßbarer Teilaspekte kann man dem Kranken keine rechte Hilfe zuteil werden lassen.
Inzwischen hatte ich mir eine kleine Apotheke mit allen notwendigen Tinkturen und Dosierungen eingerichtet. Damit konnte ich zugleich die Richtigkeit meiner Rezeptur aus der Apotheke an den Patienten überwachen. Sobald

die erwartete Wirkung ausblieb, stellte ich das gleiche Arzneimittel her, wodurch ich mich oft davon überzeugen konnte, daß da einer gepfuscht hatte. Zu dieser Zeit kannte ich nur einen Apotheker, der bereit war, meine Rezeptur gewissenhaft anzufertigen. Mit der Zunahme meiner Praxis wurde es aber immer schwerer, die Patienten dorthin zu dirigieren. Dabei kam es oft zu Unstimmigkeiten. Entweder waren diese Apotheker Gegner oder zu bequem, oder sie mixten in der Meinung, wie sich einer einmal äußerte, »der Dreck hilft ja doch nicht«. Schließlich nahm sich ein pharmazeutisches Unternehmen meiner Rezeptur an, welche sodann den Namen »Dienaplex-Therapie« erhielt und nun von der Firma Phytopharma Apotheker Paul Regneri GmbH & Co. KG, Roonstraße 23a, 7500 Karlsruhe 1, hergestellt und vertrieben wird. Als Fertigpräparate sind die Dienaplex-Mittel in jeder Apotheke zu haben.

Durch die Revolutionierung des Arzneimittelmarktes wurde mir bewußt, daß der moderne Mediziner aus einer Unsumme von mehr als 60 000 chemisch-synthetischer Arzneimittel das vom Patienten vorgetragene Krankheitsgeschehen mit einem entsprechend symptomatisch wirkenden Mittel bekämpft, wobei man von Glück sprechen kann, wenn durch diese Behandlung nicht auch noch ein zusätzlicher Schaden entsteht. Nach dem gegenwärtigen Stand der Wissenschaft gibt es keine Möglichkeit, die Unbedenklichkeit oder Wirksamkeit eines synthetischen Arzneimittels für den Menschen durch Tierversuche zu bestimmen.

III

Die »Dienaplex-Therapie«

Dank des mit folgender Rezeptur möglich gewordenen vielseitigen Einsatzes pflanzlicher und mineralischer Kombinationen in ihrer sich gegenseitig steigernden Wirkung auf ein komplexes Geschehen gelang es mir vielfach, alle biologischen Funktionen wieder ins Gleichgewicht zu bringen. Der wirksamste Einsatz dieser Heilmittel hängt von der Besonderheit des einzelnen Krankheitsvorgangs ab. Um dem ursächlichen Krankheitsgeschehen näherzukommen, genügen Wissen und technisches Können der Hochschulmedizin oft nicht. Ihr fehlt die Verbindung zum ganzen Menschen, abgesehen davon, daß die Technik die Harmonie des Daseins empfindlich stören kann.

Was aber immer weiterhilft, ist die nicht erlernbare Kunst, die einfühlende und mitfühlende Kraft, die intuitive Erkenntnis und Fähigkeit und das Wissen, daß das Kranksein und das Gesundwerden lebendige Vorgänge sind, die keinen Augenblick stillstehen, die ständig zu neuen Entscheidungen durch immer neue Situationen zwingen. Dabei sollte man sich stets daran erinnern, daß die heilende Kunst nur dann bestehen kann, wenn sie sich nach der Ordnung des Lebens richtet.

Diese erarbeitete Arzneimittelfindung aus herkömmlichen pflanzlichen und mineralischen Substanzen, Extrakten und Zubereitungen, der Selbstversuch zum Zweck der Arzneimittelbeurteilung im Rahmen der Naturheilkunde und der Homöopathie ist auch heute noch gang und gäbe. Mit diesen naturgegebenen Arzneimitteln gelang es mir in unermüdlichem Einsatz – am Krankenbett erarbeitet und erprobt –, das Fundament für die Dienaplex-Therapie zu schaffen, die mich in die Lage versetzte, vielen ernsthaften Bedrohungen des Lebens wirksam zu begegnen. Schon früh signalisiert die vorsorgliche Natur durch das Auge als dem geistig lebenden Element des Gesichtsausdrucks jede Veränderung im Organismus. Mit dem Herausfinden des ursächlichen Krankheitsgeschehens gelingt es auch, die Blockaden der Steuerungsvorgänge zu erkennen und lebenswichtige Leistungen des Organismus zu aktivieren. Und mit der Zufuhr einer der Situation angemessenen Ernährung gelingt es auch dem Organismus, selbst wieder seinen Blut- und Säftehaushalt aufzubauen.
Vielen Kranken kann man nur dann zum Gesundwerden verhelfen, wenn es gelingt, ihre geistigen Kräfte in Bahnen zu lenken, die dem gewünschten Zustand die Form geben. Ich habe unzählige Menschen erlebt, die nach exakt wissenschaftlicher und klinischer Diagnose nur noch kurze Zeit zu leben hatten. Solche Diagnosen nahm ich zur Kenntnis, ich habe mich aber nicht von ihnen leiten lassen. Für mich war der ganze Mensch und die natürlichsten und naturnotwendigen Dinge des Lebens nicht ein Bündel von Daten. Nicht die Apparatur, nicht das Labor, nicht das organspezifische Denken, sondern eine der Natur angepaßte Heilkunst! Was vielfach weiterhilft, ist die Förderung der Entgiftung und Ausscheidung, die Aktivierung des körpereigenen und regenerationsfähigen Abwehrsystems. Dabei heilt schon manches krebsverdächtige Ge-

webe, und so mancher Tumor verschwand ohne Stahl und Strahl.

Meine besten Helfer in meiner Praxis waren die Dienaplex-Präparate. Noch bei hochgradigem Kräfteverfall bewirkte Dienaplex M 1 mit A, ein- bis zweistündlich, eine bessere Auswertung der Nahrung. Zur weiteren Aktivierung zusätzlicher Leistungen im Organismus konnte ich nach der Mahlzeit andere Dienaplexe einsetzen, zum Beispiel H mit D. Nicht übersehen sollte man die chronische Vergiftung, vom Darm ausgehend. Mit dem Tee Spezies I konnte ich manches Stoffwechselchaos beheben. In unzähligen Fällen wurde es möglich, mit Dienaplex N1 und F1 schmerzhafte Entzündungen auszuschalten. Mit N1, äußerlich etwa 10 Tropfen auf die Schmerzstelle mehrmals täglich, wird oft eine rasche heilsame Wirkung erzielt. Das gleiche gilt für De We 25, auch damit ersparte ich vielen Patienten Schmerz- und Beruhigungsmittel.

So habe ich in mehr als sechzig Jahren eines kaum zu bewältigenden naturheilkundlichen Wirkens einem Heer von hochschulmedizinisch Ungeheilten, Abgeschobenen oder Todgeweihten zum Gesundwerden verhelfen dürfen. Und dies wurde möglich ohne das quälende Gewirr von Anschlüssen und Apparaturen, einem Milliardenaufwand modernster Einrichtungen.

1. Rezepturen

Für Ärzte und Heilpraktiker

Die folgenden Rezepturen sind unter der Bezeichnung »Dienaplex« als Fertigpräparate in Apotheken erhältlich.

Dienaplex® A–V

Liquidum

Zusammensetzung:

Abrotanum
China
Galanga
Calamus arom.
Nux vom.
Absinthium

Indikation:

Unzureichende Auswertung der Nahrung, Appetitlosigkeit, Gewichtsabnahme, Kräfteverfall, Schwäche der körpereigenen Abwehr. Veränderungen des Blut- und Säftehaushalts.

Handelsform:

Flasche mit 20 ml

Dienaplex® A 1

Liquidum

Zusammensetzung:

Corydal. form.
Gelsemium
Conium
Thlaspi Bursa past.
Cocculus
Chinin. sulfuric.
Agaricus

Indikation:

Gleichgewichtsstörung, Lähmungserscheinung, Gedächtnisschwäche, Schwindel, Seekrankheit.

Handelsform:

Flasche mit 20 ml

Dienaplex® A 2

Liquidum

Zusammensetzung:

Ceanothus americ.
Chinin. arsenicos.
Cuprum sulfuric.
Grindelia robusta
Chionanthus virginica
Card. marian.

Indikation:

Funktionsstörung der Milz, Milzschwellung, Milztumor.

Handelsform:

Flasche mit 20 ml

Dienaplex® B

Liquidum

Zusammensetzung:

Lachesis
Viscum alb.
Crataegus
Arnica
Aurum jodat.

Indikation:

Gefäßerkrankung, Gefäßkrämpfe, Venenentzündung, Thrombophlebitis, Arteriosklerose, Schwindel, Hypertonie, Cerebralsklerose, Koronarsklerose.

Handelsform:

Flasche mit 20 ml

Dienaplex® C–V

Liquidum

Zusammensetzung:

Symphytum
Scrophular. nod.
Clematis
Conium
Calendula
Thuja

Indikation:

bei Erkrankung des retikulären und lymphatischen Systems. Neigung zu Lymphknotengeschwülsten.

Handelsform:

Flasche mit 20 ml

Dienaplex® C 1

Liquidum

Zusammensetzung:

Phytolacca
Hydrastis
Calendula
Calc. arsenicos.
Conium
Aurum jodat.
Colchicum
Chimaphila umb.

Indikation:

Lymphknotenschwellung und -Verhärtung, Mandelentzündung, Mammaadenoma.

Handelsform:

Flasche mit 20 ml

Dienaplex® C 2–V

Liquidum

Zusammensetzung:

Spongia
Nasturtium aquat.
Scrophularia nod.
Acidum hydrofluor.
Barium carbon.
Conium
Cuprum acet.

Indikation:

Schilddrüsenunterfunktion, Struma.

Handelsform:

Flasche mit 20 ml

Dienaplex® D–V

Liquidum

Zusammensetzung:

Nux vom.
Foeniculum
Carum carvi
Lycopodium
Millefolium
Gentiana lut.

Indikation:

Störung der Darmflora, ungenügende Fettverdauung, Gärungsdyspepsie, Blähungen, leichte Obstipation.

Handelsform:

Flasche mit 20 ml

Dienaplex® D 1–V

Liquidum

Zusammensetzung:

Absinthium
Angelica Arch.
Aloe
Geranium Rob.
Cuprum arsenic.
Baptisia
Ipecacuanha
Tormentilla

Indikation:

Darmkatarrh, Durchfall.

Handelsform:

Flasche mit 20 ml

Dienaplex® D 2

Liquidum

Zusammensetzung:

Colocynthis
Belladonna
Dioscorea vill.
Echinacea angust.
Ipecacuanha
Lachesis

Indikation:

Darmkrämpfe, Blinddarmentzündung, Colitis, spastische Obstipation.

Handelsform:

Flasche mit 20 ml

Dienaplex® D 3–V

Liquidum

Zusammensetzung:

Aesculus
Hamamelis
Carduus marian.
Paeonia offic.
Collinsonia canad.
Lycopodium
Rutin
Arnika

Indikation:

Pfortaderstauung, Hämorrhoiden.

Handelsform:

Flasche mit 20 ml

Dienaplex® E

Liquidum

Zusammensetzung:

Arsen. jodat.
Sarsaparilla
Berberis aquif.
Hydrocotyle asiatic.
Viola tricolor
Fagopyrum

Indikation:

Hautausschlag, Hautjucken, Schuppenflechte, Erysipel, Allergosen der Haut.

Handelsform:

Flasche mit 20 ml

Dienaplex® F–V

Liquidum

Zusammensetzung:

Apis mellifica
Hydrastis
Thuja
Santal. alb.
Pulsatilla
Dictamnus alb.

Indikation:

Schleimhautentzündung, Harnleiter- und Blasenkatarrh.

Handelsform:

Flasche mit 20 ml

Dienaplex® F 1

Liquidum

Zusammensetzung:

Caulophyllum thalictroid.
Cimicifuga
Viburnum Opulus
Helonias dioica
Lilium tigrin.
Aletris farin.

Indikation:

Rheuma der kleinen Gelenke, Kreuzschmerzen, prämenstruelle und periovulatorische Schmerzzustände im kleinen Becken ohne nachweisbare anatomische Veränderung, Mammaadenoma.

Handelsform:

Flasche mit 20 ml

Dienaplex® F 2

Liquidum

Zusammensetzung:

Ignatia
Ambra
Sepia »Tinktur«
Caladium Seg.
Pulsatilla
Rosmarinus offic.

Indikation:

bei Ausfallserscheinungen nach Totaloperation, bei klimakterischen Beschwerden wie Hitzewallungen, Schweißausbrüche, Depressionen, Erschlaffung der Beckenmuskulatur. F 2 enthält keine Hormone.

Handelsform:

Flasche mit 20 ml

Dienaplex® F 3

Liquidum

Zusammensetzung:

Millefolium
Hamamelis
Bovista
Thlaspi Bursa past.
Trillium pend.
Polygonum avic.
Sanguinaria

Indikation:

Blutungen aus Magen, Darm, Lunge, Nase, Zahnfleisch, okkulte Blutung, überlange Menstruation ohne nachweisbare anatomische Veränderungen.

Handelsform:

Flasche mit 20 ml

Dienaplex® F 4

Liquidum

Zusammensetzung:

Pulsatilla
Damiana
Ginseng
Rosmarin. offic.
Nuphar. lut.

Indikation:

Psychosomatische Labilität der Frau, Ovulationssyndrom, Entwicklungsstörung. F 4 enthält keine Hormone.

Handelsform:

Flasche mit 20 ml

Dienaplex® F 5–V

Liquidum

Zusammensetzung:

Calc. fluorat.
Platin. jodat.
Aurum
Silicea
Sanguinaria
Fraxin. americ.
Conium

Indikation:

Konstitutionelle Bindegewebeschwäche, Senkung innerer Organe, Neigung zu Wucherungen, Zysten-, Fistel- und Polypenbildung.

Handelsform: Flasche mit 20 ml

Dienaplex® G–V

Liquidum

Zusammensetzung:

Aconitum
Bryonia
Chininum arsenicos.
Spongia
Eupatorium perfol.
Lachesis
Ferrum phosphoric.
Echinacea ang.

Indikation:

Zur Steigerung der Infektionsabwehr und bei Entzündungszuständen jeder Genese wie z. B. bei Rachen- und Mandelentzündung, Lungen- und Rippenfellentzündung, Grippe, Hirnhautreizung, Thrombophlebitis, Blinddarmentzündung, fieberhafte Erkrankungen.

Handelsform: Flasche mit 20 ml

Dienaplex® H

Liquidum

Zusammensetzung:

Lycopus virg.
Cactus
Spigelia
Fucus vesic.
Chininum arsenicos.
Calc. phosphoric.
Lachesis

Indikation:

Bei allen Strophanthin- und Digitalis-resistenten Herzbeschwerden, Herzjagen, Hyperthyreose, Basedow, Herzbeutelentzündung, Herzinnenhautentzündung, Herzmuskelentzündung.

Handelsform: Flasche mit 20 ml

Dienaplex® H 1

Liquidum

Zusammensetzung:

Arnica
Crataegus
Cactus
Strophanthus
Glonoinum
Spongia
Quebracho

Indikation:

Pektanginöse Beschwerden, Herzkrämpfe, Herzstechen, zur Infarktvorsorge und Infarktbehandlung, Mitral- und Aortenstenose.

Handelsform: Flasche mit 20 ml

Dienaplex® H 2

Liquidum

Zusammensetzung:

Convallaria majal.
Crataegus
Strophanthus
Veratrum alb.
Naja tripud.
Lobelia infl.

Indikation:

Herz-, Kreislauf- und Durchblutungsschwäche, Müdigkeit, Gähnen, Schwindel, Sehschwäche, Stauungserweiterung des rechten Ventrikels, Ohnmachtsanfälle.

Handelsform:

Flasche mit 20 ml

Dienaplex® H 3

Liquidum

Zusammensetzung:

Digitalis
Crataegus
Chinin. sulfuric.
Spongia
Melissa

Indikation:

Links- und Mitralinsuffizienz des Herzens, Arrhythmie, Stauungen im Lungenkreislauf, Stauungsbronchitis, Reizhusten, Atemnot.

Handelsform:

Flasche mit 20 ml

Dienaplex® L

Liquidum

Zusammensetzung:

Chelidonium
Card. marian.
Leptandra
Echinacea angustifolia
Dolichos prur.
Euphrasia

Indikation:

Entzündung der Gallenwege und Gallenblase, Hepatitis, Gelbsucht, Hautjucken, Bindehautkatarrh, Sehschwäche.

Handelsform:

Flasche mit 20 ml

Dienaplex® L 1

Liquidum

Zusammensetzung:

Agrimonia eupatoria
Quassia amara
Lycopodium
Carduus marian.
Fumaria offic.
Nux vom.

Indikation:

Leberschwellung, Leberverhärtung, Leberzirrhose, Pfortaderstauung, Hautjucken.

Handelsform:

Flasche mit 20 ml

Dienaplex® L 2–V

Liquidum

Zusammensetzung:

Curcuma
Cichorium intyb.e herb.
Taraxacum
Hepatica triloba
Berberis
Chelidonium

Indikation:

Leberschwellung, Gallenstauung, Gallensteine, bei Nachlassen lebenswichtiger Leistungen der Leber z. B. in ihrer beherrschenden Stellung im Zuckerstoffwechsel, in ihren engen Beziehungen zum Fett- und Eiweißstoffwechsel, der Ausscheidung der Endprodukte des Eiweißstoffwechsels und der Entgiftung der aus dem Darm aufgenommenen Substanzen.

Handelsform:

Flasche mit 20 ml

Dienaplex® L 3–V

Liquidum

Zusammensetzung:

Arsen. jodat.
Abrotanum
Apis mellifica
Antimon. tartar.
Galeopsis ochrol.
Asclepias

Indikation:

Lungen- und Rippenfellentzündung, Bronchitis mit Exsudat, Herzbeutel- und Herzinnenhautentzündung.

Handelsform:

Flasche mit 20 ml

Dienaplex® L 4–V

Liquidum

Zusammensetzung:

Galeopsis ochr.
Teucrium scorod.
Cetraria island.
Phellandrium
Equisetum arv.
Myosotis arv.
Arsen. jodat.

Indikation:

Rachen- und Kehlkopfkatarrh, Heiserkeit, chronische Bronchitis, Prophylaktikum bei Sängern und Berufsrednern.

Handelsform:

Flasche mit 20 ml

Dienaplex® L 5

Liqudium

Zusammensetzung:

Senega
Belladonna
Ephedra vulg.
Grindelia rob.
Lobelia infl.
Eriodictyon calif.
Laurocerasus

Indikation:

Lungenemphysem, Asthma bronchiale.

Handelsform:

Flasche mit 20 ml

Dienaplex® L 6–V

Liquidum

Zusammensetzung:

Hyoscyamus
Drosera
Cetraria island.
Ipecacuanha
Cicuta vir.
Cuprum acet.
Thymus vulg.

Indikation:

Reizhusten, Keuchhusten, Krampfhusten, bei schwer löslichem Schleim, Neigung zu zentralen und peripheren Krämpfen, Epilepsie.

Handelsform:

Flasche mit 20 ml

Dienaplex® M

Liquidum

Zusammensetzung:

Absinthium
Hydrastis
Conium
Condurango
Nux vom.
Atropin sulf.

Indikation:

Magendruck, Aufstoßen, Magenschleimhautentzündung, Magen- und Zwölffingerdarmgeschwüre, Entzündungen im Verdauungstraktus.

Handelsform:

Flasche mit 20 ml

Dienaplex® M 1

Liquidum

Zusammensetzung:

Ignatia
Absinthium
Hydrastis
Conium
Condurango
Argent. nitr.
Ipecacuanha

Indikation:

Magensaftmangel, Brechreiz, Appetitlosigkeit, nervöse Magenbeschwerden, Aufstoßen.

Handelsform: Flasche mit 20 ml

Dienaplex® N

Liquidum

Zusammensetzung:

Cimicifuga
Gelsemium
Sanguinaria
Spigelia
Cyclamen
Iris

Indikation:

Kopfdruck, Kopfschmerz, Hypophysenstörung, Augendruck, Blutandrang zum Kopf.

Handelsform:

Flasche mit 20 ml

Dienaplex® N 1

Liquidum

Zusammensetzung:

Aconitum
Colchicum
Gnaphal. pol.
Ledum
Spiraea ulm.
Rhus tox.
Colocynthis
Cicuta vir.

Indikation:

Bei allen Entzündungen der Nerven, Muskeln, Gelenke und der inneren Organe. Auch auf die Schmerzstellen leicht eingerieben, stoppt es Entzündung und Schmerz und ist wirksam bei Herpes simplex, Gürtelrose und Trigeminusneuralgie.

Handelsform:

Flasche mit 20 ml

Dienaplex® N 3–V

Liquidum

Zusammensetzung:

Solidago virga aurea
Quercus e cortice
Juniperus comm.
Betula alba
Equisetum arv.
Orthosiphon stam.
Helleborus

Indikation:

Nierenentzündung, Albuminurie, Harnleiter- und Blasenentzündung.

Handelsform:

Flasche mit 20 ml

Dienaplex® N 4–V

Liquidum

Zusammensetzung:

Rubia tinct.
Ononis spinosa
Saxifraga
Berberis
Oleum Santali
Oleum Terebinth.
Lithium chloratum

Indikation:

Nierenstauung, Nieren- und Blasensteine, Rheuma und Gicht, Anurie und Albuminurie.

Handelsform:

Flasche mit 20 ml

Dienaplex® P

Liquidum

Zusammensetzung:

Sabal serr.
Sepia
Populus tremuloid.
Clematis
Aurum jodat.
Conium

Indikation:

Harnleiterkatarrh, Restharn, Harnzwang, Neigung zu Wucherungen.

Handelsform:

Flasche mit 20 ml

Dienaplex® P 1–V

Liquidum

Zusammensetzung:

Muira-Puama
Damiana
Corynanthe Yohimbe
Ginseng
Ruta

Indikation:

Leistungsabfall, Konzentrations- und Gedächtnisschwäche, als Adjuvans bei Potenzstörung.

Handelsform:

Flasche mit 20 ml

Dienaplex® P 2

Liquidum

Zusammensetzung:

Ruta
Euphrasia
Jaborandi
Ginseng
Aurum
Euphorbia Cypar.

Indikation:

Augenschwäche, Sehschwäche.

Handelsform:

Flasche mit 20 ml

Dienaplex® R

Liquidum

Zusammensetzung:

Echinacea
Mercur. cyan.
Baptisia
Ammon. bromat.
Acid. nitric.
Ailanthus gland.
Apis mell.

Indikation:

Bei Infektionskrankheiten, zur Toxinbindung und Resistenzsteigerung, bei Erkältung, Mandelentzündung, Stirn- und Nebenhöhlenentzündung, Grippe, Scharlach, Diphtherie und Hirnhautentzündung.

Handelsform:

Flasche mit 20 ml

Dienaplex® S

Liquidum

Zusammensetzung:

Zincum valer.
Passiflora incarn.
Lupulinum
Hypericum
Avena sativa

Indikation:

Sedativum bei Unruhe, Angstgefühl, Schlafstörung.

Handelsform:

Flasche mit 20 ml

Dienaplex® S 1

Tabletten

Zusammensetzung:

1 Tablette enthält:
Myrist. seb.
Hepar sulfuris
Silicea
Kal. jodat.
Calc. fluorat.

Indikation:

Bei Abszeßbildung und Eiterungen, Furunkel, Karbunkel.

Handelsform:

Inhalt 20 Tabletten

Dienaplex® W

Liquidum

Zusammensetzung:

Convallaria maj.
Strophanthus
Adonis vern.
Petroselinum
Apium grav.
Scilla

Indikation:

Wie H 2, jedoch mit stärkerer Wirkung bei Kreislaufschwäche mit Ödemen, Zysten, Anurie.

Handelsform:

Flasche mit 20 ml

Dienaplex® W 1

Granulat

Zusammensetzung:

Aloe
Folia Sennae
Cortex Frangulae
Fructus Anisi
Extr. Fuci vesic. aquos. sicc.
Folia Betulae
Herba Equiseti
Rad. Taraxaci c. H.
Fructus Crataegi oxyacanth.

Indikation:

Zur Stuhlreinigung und Anregung der Leber-, Gallen- und Nierenfunktion, der Entgiftung und Ausscheidung.

Handelsform:

Inhalt 100 g

Dienaplex® W 2

Liquidum

Zusammensetzung:

Convallaria majal.
Digitalis
Juniperus commun.
Helleborus
Apis mellifica
Scilla

Indikation:

Wie H 3, jedoch mit stärkerer Wirkung bei Kreislaufinsuffizienz mit Ödemen, Zysten und Anurie.

Handelsform:

Flasche mit 20 ml

Dienaplex® Z–V

Liquidum

Zusammensetzung:

Myrtillus
Cuprum sulfuric.
Syzygium Jambol.
Galega offic.
Phaseolus nanus
Iris

Indikation:

Zuckerkrankheit, bei Erkrankung des gesamten neuroendokrinen Apparates.

Handelsform:

Flasche mit 20 ml

2. Injektion

De We 25®

Zusammensetzung:

Apis mell.
Lactuca
Cicuta virosa
Arsen. alb.
Colocynthis
Naja tripud.
Viscum alb.
Ginseng
physiol. Kochsalzlösung

Wichtige Information:

Mit De We 25 erzielt man einen rasch abklingenden Effekt bei allen schmerzhaften Entzündungen der Nerven, Muskeln, Gelenke und inneren Organe. Appliziert wird so nahe wie möglich an oder um die entzündete Stelle. Meist genügt eine Injektionsmenge von 0,3–1,0 ml; oft hilft die kleinste Dosis am schnellsten. Injiziert wird tief subkutan, intramuskulär oder periostal. Bei chronischen Krankheitsfällen kann die Injektion nach zwei Tagen wiederholt werden.
Beispiel:
Für eine Injektion am Kniegelenk oder an der Halswirbelsäule genügt eine Kanüle 0,4 × 21. Dagegen braucht man bei der Erkrankung des Ischiadicus mit heftigen Schmerzen im Becken eine Kanüle 0,8 × 60, um möglichst nahe an die entzündete Nervenbahn, Mitte des Glutäalpunktes, zu gelangen.

Bei Nervenentzündungen infolge von Verlagerung oder Veränderung der Wirbelkörper braucht man eine Kanüle 0,5 × 42. Mit der gleichen Kanüle gelingt es auch, eine Nieren- bzw. Harnleiterkolik zu beheben. Hier erfolgt der Einstich 6–8 cm lateral der Medianlinie in Höhe der Querfortsatzbasis des ersten Lendenwirbels, dann zieht man die Kanüle zurück und dirigiert sie schräg aufwärts vor den Querfortsatz des ersten Lendenwirbels. Bei Hypertonie erfolgt zusätzlich eine Injektion zwischen den zweiten und dritten Halswirbel, am besten beiderseits. Bei Magenschmerzen und Magengeschwüren erfolgt die Injektion in erster Linie an den oberen Plexus coeliacus in der Höhe des Trunc. posterior vagi mit einer Kanüle 0,5 × 42. Nebenwirkungen wurden in keinem Fall festgestellt.

3. Teemischungen

Species I

Zusammensetzung:

Cort. Frangulae
Flor. Malvae silv.
Fol. Menthae pip.
Fruct. Berberid.
Fruct. Foenic.
Herba Chelid.
Herba Nasturt. aqu.
Rad. Ononid. spin.
Flor. Calendul. s. cal.
Flor. Stoechad.
Fol. Sennae
Fruct. Crataegi ox.
Fruct. Junip.
Herba Thymi
Lign. Guajaci

Indikation:

Leber-, Gallen- und Nierentee zur Stuhlregulierung je nach Konzentration. Zur Förderung der Entgiftung und Ausscheidung.

Species II

Zusammensetzung:

Fol. Myrtilli
Fruct. Phaseoli excort.
Herba Menthae pip.
Herba Centaurii
Herba Galegae
Rad. Primulae
Fol. Rubi fruct.
Fruct. Cynosb. s. sem.
Herba Solidag.
Herba Alchemillae
Herba Lycopod.
Rad. Taraxaci
Rhiz. Iridis

Indikation:

Zuckerkrankheit, bei Erkrankung des neuroendokrinen Systems.

IV

Fallbeispiele

**der Wiedergenesung Ungeheilter,
Aufgegebener, Alleingelassener
durch meine Behandlung
im Geist der großen Ärzte
Hippokrates und Paracelsus**

1. Der unoperierbare Magenkrebs

Noch wie gestern in Erinnerung ist mir der Patient W. H. aus W./B. Völlig abgemagert, ohne Appetit, mit ständigen Leibschmerzen hatte man ihn als Pflegefall aus der Klinik entlassen. Da dem Hausarzt angeblich die Zeit fehlte, den Patienten auch nur annähernd zu versorgen, mußte die Ehefrau die Rezepte für schmerzlindernde Zäpfchen und Beruhigungsspritzen, die eine Krankenschwester jeden Abend verabreichte, in der Sprechstunde abholen.

Nach etwa achttägiger naturgemäßer Behandlung meinerseits und der Einnahme von M1 und N1 in stündlichem Wechsel mit M und C, je 15 Tropfen, dem nach Verbrauch A mit M1 in zweistündigem Wechsel mit M und C folgte, sowie zwei- bis dreimal täglich 8 bis 10 Tropfen N1 auf der Bauchdecke verteilt, brauchte der Patient keine schmerzlindernden Mittel mehr.

Bei meinem vierten Besuch berichtete mir die Ehefrau, der Hausarzt habe sie am Tag zuvor auf der Straße furchtbar angeschrien und ausgeschimpft, jeder Pfennig, den sie für mich ausgebe, sei hinausgeworfenes Geld. Er hatte erfahren, daß sie mich gerufen hatte und gemeint, ihr Mann sei, an Magenkrebs erkrankt, nach dem Bericht des Krankenhauses nicht mehr zu operieren. In ihrer Aufregung konnte die Frau, wie sie sagte, dem Arzt nur erwidern, daß sie mir

keinen Pfennig habe zahlen müssen. Die Not, die ich dort vorgefunden hatte als Folge jahrelanger Arbeitslosigkeit – damals gab es bis zu 7,3 Millionen Arbeitslose – ließ für mich überhaupt keine Honorarforderung zu. Völlig erschüttert und weinend fragte mich die Ehefrau immer wieder: »Muß mein Mann denn wirklich sterben?« Doch im Krankenzimmer wurde von dem, was draußen geschehen war, nicht gesprochen.
Wenn ich auch selbst keine Hoffnung machen konnte, an Mut habe ich es nicht fehlen lassen, und eine Stütze fand ich insofern, als es dem Patienten wirklich besser ging. Und als die von mir verordneten Mittel aufgebraucht waren, ging ich zur Apotheke und besorgte das Notwendige von dem Wenigen, was mir nach dem Ersten Weltkrieg selbst verblieben war.
Der unbeirrte Einsatz führte zum Erfolg. Nach etwa vier Monaten war dieser Patient wieder gesund und voll arbeitsfähig. Bei gesundheitsverantwortlicher Lebensgestaltung lebte er weitere zwanzig Jahre. Er starb schließlich nicht an Magenkrebs, sondern an den Folgen einer Staublunge und an Herz-Kreislaufversagen.

2. Leberverhärtung, Milzschwellung, Mamma-Adenom

Um in höchster Not zu helfen, wurde ich zu der Patientin M. F., WB., gerufen. Auch sie war aus dem Krankenhaus entlassen und ihrem Schicksal preisgegeben. Der Hausarzt kümmerte sich kaum um die Patientin. Ihr Allgemeinzustand war sehr schlecht. Hoher Gewichtsverlust, kein Appetit, kein Stuhl, und die Leber war noch mit stumpfem Rand 5 Qf. breit unter der Normalgrenze tastbar. Die Milz zeigte sich wie ein Tumor, und in der linken Brust hatte sie einen Knoten von 5,3 zu 4,8 cm. Operation und Bestrahlung lehnte sie ab, wohl wissend, daß sie diese zusätzlichen Qualen nicht mehr überstehen könnte.

Diese Frau war Kriegerwitwe, hatte noch zwei unmündige Kinder, und die Rente reichte kaum zum Leben. Ich besorgte für sie die notwendige Arznei, wobei ich ihr versprechen mußte, diese Auslagen auf die Rechnung zu setzen, die ich ihr allerdings nie geschrieben habe.

Das einzige, was noch funktionierte, war die Nachbarschaftshilfe. So gingen wir mit vereinten Kräften ans Werk. Mit der Kräutermischung M1 und A, gegen die Kachexie gerichtet, im Wechsel mit L2 und C, auf die Gallenstauung und Lymphdrüsen wirkend, dazu mein bewährter Tee Spezies I – so ging es der Patientin rasch besser.

Nach Verbrauch dieser Mittel gab ich L1 mit C, je 15 Tropfen, auch C1 und F5, je 15 Tropfen, und zwar in zweistündlichem Wechsel. Sie war von der Wirkung des Tees begeistert und wollte ihn nicht missen. Sie wurde wieder ganz gesund. Auch der Mammatumor war verschwunden.

3. Wassersucht

Sehr interessant war der Fall des stadtbekannten Feuerwehrhauptmanns St. in W./B. Ein großer, breitschultriger Mann saß kurzatmig und zusammengesunken in seinem Lehnstuhl, und das seit über einem Jahr. Im Bett konnte er nicht liegen. Da ging ihm, wie er sagte, die Luft aus.

Der Boden, auf dem die Füße standen, war feucht, seine Beine waren so dick wie Elefantenbeine und von einem nässenden Ekzem übersät. Er krankte an einem Herzblock, die Lunge war hochgradig verschleimt und der Leib so aufgetrieben, daß man sich darüber wundern mußte, wie der Patient bei alldem noch leben konnte.

Nachdem ich das Krankenzimmer verlassen hatte, sagte ich der Ehefrau, daß ich ihr leider keine große Hoffnung machen könne. Sie erklärte mir, daß am Morgen der Hausarzt mit Professor Dr. W. dagewesen sei. Die Herren hätten ihr auch gesagt, daß für ihren Mann das beste getan worden sei, nun aber keine Hoffnung mehr bestünde.

Als ich am nächsten Tag nach dem Patienten sah, fiel mir auf, daß er ruhiger atmete. Der Boden, auf dem seine Füße standen, war trocken. Neben ihm stand ein mittlerer Eimer voll Wasser – ich hatte die Ehefrau gebeten, die nächtliche Wasserausscheidung des Patienten aufzubewahren –, Stuhlgang hatte er auch gehabt, bald eine ganze Schüssel voll. Und nun ging es ihm sichtlich besser. Die Tochter erzählte mir, daß sie mit meinem Rezept gleich zur Apotheke gelaufen sei, der Apotheker ihr aber erklärt habe: »Dieses Rezept kann ich nicht anfertigen. Was soll das? Wenn Deinem Vater all die guten Mittel, die er bekommen hat, nicht geholfen haben, dann wird ihm dieser Dreck auch nicht helfen!«

In der von mir empfohlenen Apotheke, zu der sie dann gefahren war – es war damals die einzige, die ein ordentliches Rezept von W2, L3 und N4 sowie Species I anfertigen konnte –, hatte sie alles sofort bekommen und dem Vater genau nach Vorschrift in zweistündlichem Wechsel je 20 Tropfen verabreicht.

Daß diese wohldurchdachten Kräuterkombinationen in homöopathischer Dosierung, vom ersten Apotheker als »Dreck« bezeichnet, überraschend geholfen hatten, war nun nicht mehr abzustreiten. Nach acht Tagen bekam der Patient W-M, W2-L1, später H2-D3 und W2-L2. Es ging ihm langsam immer besser. Nach etwa zwei Wochen konnte er wieder im Bett liegen und nach drei Wochen machte er die ersten Gehversuche in Hof und Garten. Er wurde ganz gesund, scheute auch größere Ausflüge nicht und erreichte ein hohes Alter.

4. Der Tumor hinter dem Auge

Der Patient H. W. in W. Sch. litt an einem Tumor, der das rechte Auge fast ganz aus der Augenhöhle verdrängt hatte. Die Universitätsklinik unter Professor Th. zögerte mit der Operation wegen des sehr schlechten Allgemeinzustandes des Patienten und der geringen Erfolgsaussichten, Kräfteverfall, Leber- und Milzschwellung, Kreislaufschwäche und chronische Stuhlverstopfung machten erhebliche Beschwerden. Meine Behandlung begann mit Spezies I, einmal täglich eine Tasse. Dann gab ich vor der Mahlzeit je 15 Tropfen L1 mit C und nach der Mahlzeit C1 mit F5 je 15 Tropfen. An dieser Verordnung brauchte ich fast nichts zu ändern, denn der Zustand des Patienten besserte sich von Tag zu Tag. Er wurde ganz gesund, und an dem Auge konnte man keine Veränderung mehr feststellen.

Ich betreute den Patienten lange Jahre. Doch im Zweiten Weltkrieg verlor ich ihn aus den Augen, denn ich war selbst zum Sanitätsdienst einberufen worden. Nach meiner Entlassung aus der Gefangenschaft fand ich ihn total verkrebst wieder. Nach einer notwendigen Darmoperation glaubte der Chirurg an sein rasches Ende. Ich brachte ihn aber noch einmal auf die Beine, aber nach weiteren zwei Jahren, also achtzehn Jahre nach meiner Behandlungsübernahme, war es mit ihm wirklich zu Ende.

5. Die Zyste und der Strahlenkrebs

Eines Tages kam Fräulein St. aus W./Sch. und klagte, sie habe einen Tumor in der rechten Brust, den sie aber schon sechs oder sieben Jahre fühle. Da ich ihren Nachbarn von seinem Tumor befreit hätte, könne ich ihr sicher auch helfen, zumal der Hausarzt gesagt habe: »Der Diener hat bei H. W. den Tumor, der das rechte Auge fast ganz aus der Augenhöhle verdrängt hatte, heilen können, so daß nichts mehr zu sehen ist. Das ist eine große Leistung, die man anerkennen muß!« So kam sie im festen Glauben, daß ich auch ihr helfen könne.

Bei der Untersuchung der Patientin kam ich zu der Überzeugung, daß es sich sehr wahrscheinlich um eine Zyste handelte, die am besten operativ entfernt wird, ohne daß dabei die Brust amputiert werden muß. Durch viele Zeitungsberichte war die Patientin von solcher Krebsangst befallen, daß sie möglichst schnell operiert werden wollte. Auf ihr Drängen ließ ich mich mit Herrn Professor W. im Krankenhaus verbinden und bekam sofort einen Termin für die Patientin. Nach der Operation bestätigte er mir, daß es sich tatsächlich um eine harmlose Zyste gehandelt hätte und Röntgenbestrahlungen nicht erforderlich seien.

Bald danach erfuhr ich jedoch von ihrer Freundin, daß Fräulein St. nun doch in dem neu errichteten Strahleninstitut in der Universitätsklinik in F. bestrahlt werde, was eine Vorsichtsmaßnahme sei. Einige Monate später mußte ich mir den »Erfolg« ansehen. Die bestrahlte Stelle war offen, sie näßte und die regionären Drüsen waren geschwollen. Die vom Hausarzt verschriebene Salbe hatte ihr nicht geholfen. Mir blieb nichts anderes übrig, als Fräulein St. in die Universitätsklinik zu schicken.

Einige Wochen später begegnete sie mir auf der Straße und berichtete, daß durch weitere Bestrahlungen alles abgeheilt sei, und die Drüsen, die nach der ersten Bestrahlung so dick angeschwollen seien, habe man mitbestrahlt. Es dauerte gar nicht lange, als genau an den bestrahlten Stellen, wie gesät, Tumoren wuchsen. Die Patientin litt unbeschreiblich bis zu ihrem bitteren Ende.

Das grausame Los der Frauen nach totaler Mammaamputation bis in die Achselhöhle und nach Röntgenbestrahlungen, ihre körperlichen und seelischen Qualen, die man gar zu gern verschweigt, habe ich in hohem Maße miterlebt. Zerstörtes Gewebe und unterbrochene Verbindungen kann man nicht mehr in den Normalzustand zurückversetzen. Deshalb versuchte ich immer, um nicht noch mehr Zeit ohne heilsames Tun zu verlieren, bei jenen Patienten, die sich noch nicht zu den klinisch vorgesehenen radikalen Eingriffen durchringen konnten, durch eine Mobilisierung, eine Abwehrsteigerung im Rahmen der Tumorabwehr dem Zusammenbruch der Lebenskraft wirksam zu begegnen, um so eine bessere Ausgangsbasis für eine Operation und die Lebenserwartung des Patienten zu ermöglichen. Dabei erlebte ich unzählige Male, wie durch eine der Natur des Menschen angepaßte Behandlung und dort, wo es das Wirken der Natur noch zuließ, Tumorgeschehen wie von selbst verschwanden.

Über die von mir erzielten Heilungen zeigten sich Schulmediziner, selbst Kliniker, überrascht. Kaum einer interessierte sich aber dafür, welche Behandlung das ermöglichte. Dessenungeachtet gelang es mir immer wieder, einer ganzen Reihe von Patienten klinisch vorgesehene radikale Exstirpationen der Brust samt Bestrahlung zu ersparen und die völlige Wiedergenesung zu ermöglichen. Es ist ganz selbstverständlich, daß, je früher der sich anbahnende Zusammenbruch der Lebenskraft erkannt und die Entwicklung eines Tumorgeschehens erfaßt werden, die Aussichten für eine wirkliche Heilung um so größer sind. Ich kam zu der Überzeugung, daß Operationen bzw. harte Maßnahmen erst dann Vorrang haben sollten, wenn die anderen Möglichkeiten, alle biologischen Funktionen wieder ins Gleichgewicht zu bringen, nicht kurzfristig und hinreichend fruchten.

6. Verschiedene Brustgeschwülste

a) Frau M. R., wohnhaft in D./H., wurde von einem nahen Verwandten, dem Oberarzt G., wegen Mammatumoren dem Professor Dr. C. im W. K. H. in F. vorgestellt. Nach der Untersuchung meinte dieser: »Am besten bleiben Sie gleich hier. Wir nehmen die Brust auf beiden Seiten weg, entfernen auch gleich die Eierstöcke, machen notfalls noch ein paar Bestrahlungen, und dann sind Sie alles los.«
Die Patientin entfernte sich unter dem Vorwand, Angst davor zu haben, versprach aber, wiederzukommen. Auf Empfehlung kam sie zu mir. Bei schlechtem Allgemeinzustand fand ich an Stelle der Brust beiderseits schlaff herabhängende Säckchen, gefüllt mit Tumoren. Schon mit der Einnahme von M1 mit A in zweistündlichem Wechsel mit C1 und F1, je 15 Tropfen, besserte sich der Zustand der Patientin erheblich. Dann folgten A mit L2 und F1 mit C1, später F2-L1 und C1 mit N.
Auch diese Tumoren verschwanden restlos, und dann entwickelte sich die Brust beiderseits wieder ganz normal. Längere Zeit nach der Heilung berichtete mir die Patientin, daß sie ihr Versprechen gegenüber dem Professor C. wahrgemacht und sich dort erneut vorgestellt habe. Zunächst habe er seinen Unwillen über die lange Verschleppung der Operation zum Ausdruck gebracht, der sich gesteigert

habe, als ihm die Patientin versicherte, sie habe diese Zeit für eine naturgemäße Behandlung genutzt. Als er sich aber bei der Untersuchung davon überzeugte, daß die Brust auf beiden Seiten wieder normal und frei von Tumoren war, sei ihm der Ausruf entschlüpft: »Das gibt es doch nicht, das darf doch nicht wahr sein!«

b) Bei der Patientin E. Sch., geboren am 13. 3. 29, wohnhaft in G.-S., sollte 1965 die Brust auf beiden Seiten abgenommen werden. Der Tumor in der rechten Brust hatte eine Größe von 4,8 cm Durchmesser und der Tumor in der linken Brust eine Größe von 5,6 auf 5,4 cm Durchmesser erreicht. Sie sagte mir, daß sie Operationen und ihre Folgen aus ihrer Umgebung zur Genüge miterlebt habe und sich nicht dazu entschließen könne. Sie habe eine Frau kennengelernt, der ich aus der gleichen Situation ohne Operation geholfen habe, weshalb sie mich bitte, ihr nach Möglichkeit ebenfalls zu helfen.
Meine Behandlung der Patientin begann mit leichter Chirotherapie und wegen der schon länger bestehenden Nervenentzündung mit einer Injektion von 0,5 ml De We 25 an den Hauptschmerzpunkten. Die Wirkung war so gut, daß ich diese Behandlung bei der nächsten Konsultation nur noch einmal zu wiederholen brauchte.
Meine Verordnung von M mit L2 im Wechsel mit C1 und F1, je 15 Tropfen zweistündlich, war auf den Magen, die Darmpassage, die Leber und das körpereigene und lymphatische Geschehen gerichtet. Nach dem Verbrauch dieser Mittel folgte die Einnahme von M mit A2 im Wechsel mit C und F1, von jeder Mischung dreimal täglich 30 Tropfen.
Auch diese Behandlung nach dem sozusagen von der Iris vorgeschriebenen Rezept brachte einen raschen Erfolg. Die schon über ein Jahr bestehenden Schmerzen waren

nach zwei Spezialbehandlungen ganz verschwunden, und die Patientin kannte kein Angstgefühl mehr. Bei der Messung der Mammatumoren zeigte sich ein ständiges Kleinerwerden. Bis zum Ende des Jahres war kein Knoten mehr zu finden. Auch bei der letzten Vorsorgeuntersuchung nach neunzehn Jahren konnte ich nicht den geringsten Verdacht auf eine neue Tumorenentwicklung schöpfen.

c) Bei der Patientin K. v. H., geb. am 27. 11. 1929, wohnhaft in N., wurde Mitte 1969 wegen haselnußgroßer Knoten die rechte Brust bis zur Achselhöhle weggenommen. Die Diagnose lautete: Karzinom. Dem folgten die Ovariektomie, die operative Entfernung der Gebärmutter und Gammabestrahlungen. Seit der Brustoperation und der Bestrahlung klagte die Patientin über ständige Schmerzen bis in den Arm, der immer dicker wurde. Jetzt aber verspürte sie einen hühnereigroßen Tumor in der linken Brust, war völlig appetitlos und hatte erheblich an Gewicht verloren. Infolge ständiger Schmerzen in der operierten Seite, Schlaflosigkeit und unzureichender Ernährung machte die Patientin einen sehr elenden Eindruck.
Der sehr schlechte Allgemeinzustand der Patientin bei stark reduziertem Gewicht veranlaßte mich, in drei Richtungen wirksam zu werden. Zu Beginn galt es, die Gastroenteritis, die völlige Appetitlosigkeit, zu bekämpfen und die Aktivierung des körpereigenen Geschehens zu fördern. Mit M1 und A, in stündlichem Wechsel mit L2 und C, je 15 Tropfen, nach Verbrauch A2 mit C in zweistündlichem Wechsel mit F1 und C1 konnte ich schon nach drei Wochen einen beachtlichen Erfolg verbuchen.
Diese Therapie unter Einschaltung einer vitalstoffreichen Kost setzte ich wenig verändert und der jeweiligen Situation angepaßt fort. Nach nicht ganz drei Monaten war der Tumor samt Metastasen bis zur Achselhöhle verschwun-

den. Selbst die ständigen Beschwerden an der operierten und bestrahlten Stelle waren zurückgegangen. Die Patientin bekam wieder eine frische Hautfarbe und ein normales Gewicht. Sie weinte vor Freude, aber auch aus der Bitternis heraus, nun zu wissen, daß ihr all die körperlichen und seelischen Qualen, die sie nach Operation und Bestrahlung ertragen mußte, hätten erspart werden können, wenn ihr gleich zu Beginn der Behandlung die richtige Hilfe zuteil geworden wäre. Mittlerweile sind neun Jahre ohne neue Tumorbildung vergangen. Abgesehen von den Operationsfolgen fühlt sich die Patientin sehr wohl.

d) Die wohlproportionierte Patientin A. S. aus W. hatte einen Tumor in der linken Brust, dessen Durchmesser 8,5 cm betrug. Eine vorgesehene sofortige Operation lehnte sie ab. In diesem Fall hatte ich wohl mehr Angst und Sorge als sie selbst. Doch mit F1 und C1 in zweistündlichem Wechsel mit L2 und C verschwand auch dieser Tumor samt den kleinen Knötchen, die bis in die Achselhöhle reichten. Bei der letzten Untersuchung, zehn Jahre später, war keine krankhafte Veränderung der Brust festzustellen.

e) Die Patientin E. O., geb. am 11. 6. 1919, wohnhaft in W., klagte über ständige, zum Teil unerträgliche Schmerzen in der linken Brust nach deren totaler Entfernung am 30. 3. 1966 und anschließenden Bestrahlungen. Die Diagnose der Universitäts-Klinik M. lautete auf Krebs.
Jetzt befand sich neben völliger Appetitlosigkeit und Gewichtsverlust ein fast hühnereigroßer Tumor in der rechten Brust. Die Patientin erklärte, im Vergleich zu diesem sei der Knoten, dessentwegen die linke Brust abgenommen worden sei, sehr viel kleiner gewesen. Auf meine Frage, warum sie sich nicht schon längst in der Klinik vorgestellt habe, erklärte sie, daß sie bei den ständigen Beschwerden

die gleiche Prozedur nicht noch einmal ertragen könne. Meine Therapie war auf die vorhandene Kachexie gerichtet. Mit M1 und A in zweistündlichem Wechsel mit F1 und C, nach Verbrauch dieser Mittel F1 mit C1 im Wechsel mit L2 und C besserte sich der Zustand sehr rasch. Die Patientin bekam einen wesentlich besseren Appetit und das Tumorgeschehen ging langsam zurück. Nach einem halben Jahr Behandlung war kein Tumor in der rechten Brust mehr festzustellen.
Bei der letzten Untersuchung am 7. 12. 1978 war auch nicht mehr der kleinste Verdacht auf eine Tumorenentwicklung zu schöpfen. Die Patientin war davon überzeugt, daß ihr ungeheure körperliche und seelische Qualen als Folge von Operation und Bestrahlung hätten erspart werden können, wäre ihr gleich eine naturgemäße Behandlung zuteil geworden.

f) Die Patientin A. F. aus W. hatte einen Tumor von 7,3 cm in der rechten Brust. Der mikromorphologische Befund von Professor W. ergab Krebs. Sie ließ sich jedoch nicht dazu bewegen, sich die ganze Brust abnehmen und bestrahlen zu lassen. Da sie in panischer Angst lebte, kam eine Besserung nur zögernd zustande. Nachdem die Ursache der Angst beseitigt werden konnte, ging es mit der Heilung schnell voran. Der Tumor war bald nicht mehr zu finden, sechs Jahre später im Krankenhaus nicht einmal mehr der Verdacht auf Krebs.

g) Die Patientin I. F., geboren am 28. 2. 1921, wohnhaft in F.-E., wurde nach Mammographie beiderseits je in zwei Ebenen und diversen Thoraxaufnahmen von Herrn Prof. Dr. H. J. S. zur sofortigen Exstirpation der Brust in die Klinik überwiesen. Da sie bereits Anfang März 1965 wegen eines Tumors auf der anderen Seite, der einen Durchmes-

ser von 5,5 cm hatte, erfolgreich von mir behandelt worden war und bei der laufenden jährlichen spezialärztlichen Vorsorgeuntersuchung kein Tumor mehr gefunden werden konnte als erst im September 1976, versuchte ich in gleicher Weise, meine Therapie der Situation anzupassen.
Mit dem anfänglichen Einsatz von A und L2 in zweistündlichem Wechsel mit F1 und C1, je fünfzehn Tropfen, danach C mit L1 im Wechsel mit F5 und C1 in Verbindung mit einer vitalstoffreichen Kost, war nach einer zwei Monate langen Behandlung kein Tumor mehr zu finden. Auch bei der spezialärztlichen Untersuchung durch den Frauenarzt Dr. T., Chefarzt in einem Krankenhaus in F., am 18. 11. 1976 konnte nicht einmal mehr der Verdacht auf ein Tumorgeschehen geäußert werden. Bei der letzten Untersuchung im Juni 1978 war ebenfalls kein krankhafter Befund zu erheben.

h) Die Patientin I. S. aus We. hatte einen walnußgroßen Tumor in der linken Brust. Ihr Platz im Krankenhaus war bereits bestellt. Sie hatte schon zehn Operationen über sich ergehen lassen müssen und keinen Mut mehr für die nun vorgesehene totale Entfernung der Brust. Vor lauter Angst kam sie alle acht Tage zu mir. Nachdem ich sie fünf Wochen lang behandelt hatte, war kein Tumor mehr zu finden, was ihr Ehemann, selbst ein Dr. med., bestätigte. Sie erzählte mir, daß die ganze Verwandtschaft, alles Mediziner, sehr ungehalten war, weil sie ihr das angetan habe und nicht ins Krankenhaus gegangen sei. Sich standesgemäß unnötig verstümmeln zu lassen ist anscheinend vertretbarer als auf eine natürliche Art gesund zu werden.

i) Der Patientin L. R., geb. am 1. 11. 1918, wohnhaft in C. I. in Schweden, sollte bereits 1965 die Brust auf beiden Seiten abgenommen werden. Man sprach davon, daß sehr

wahrscheinlich auch die Eierstöcke entfernt werden müßten. Der wesentliche Tumor rechts war 4,8–4,3 cm und links 6,4–6,0 cm im Durchmesser groß.
Anläßlich der Beurteilung der Gesamtsituation der Patientin gestand sie mir, daß sie seit Jahren Schmerzen im Magen und oft im ganzen Leib habe. Es sei da auch schon vieles getan worden, aber nichts habe ihr richtig geholfen. Da es offensichtlich langsam mit ihr zu Ende gehe und sie immer weniger werde, habe sie sich damit abgefunden. Zur operativen Entfernung der Brust auf beiden Seiten könne sie sich nicht entschließen, weil sie immer an den Zustand nach der Operation bei zwei nahen Bekannten denken müsse: nur Schmerzen, dick geschwollene Arme und ein qualvolles Ende.
Hinsichtlich ihrer bisherigen Ernährung sagte sie, daß sie als eine sehr verwöhnte Frau nur Pikantes zu sich genommen habe, Gemüse nicht möge und Salat Ziegenfutter sei, das sie nie gegessen habe. Sehr gern würde sie »konditern«, im übrigen äße sie nur Toast und Brötchen.
Mit offensichtlicher Skepsis versprach sie mir, sich auf eine vollwertige Kost umzustellen. Meine weitere Verordnung gemäß der gesetzten Zeichen galt der Kräftigung der Magen- und Darmpassage wie auch der Aktivierung des körperlichen Geschehens mit M1, A und L1 in zweistündlichem Wechsel mit F1 und C1, je 15 Tropfen.
Nach Verbrauch dieser Mittel folgten M mit L2 im Wechsel mit C und F5, dreimal täglich je 15 Tropfen. Nach sechs Wochen war die Patientin schmerzfrei, sie fühlte sich sehr viel wohler, und das Tumorgeschehen zeigte einen deutlichen Rückgang. Nach weiteren sechs Wochen war der Tumor in der rechten Mamma verschwunden, während auf der linken Seite nur ein leichter Rückgang zu erkennen war.
Daß es der Patientin unvergleichlich besser ging, verleitete

sie zu einem Rückfall in die alten Lebensgewohnheiten. Ein kräftiges Donnerwetter brachte sie wieder auf den rechten Weg. Dann verschwand auch der Tumor in der linken Mamma restlos, wenn auch in der dreifachen Zeit. Mit dieser Behandlung wurde die Patientin ganz gesund, und die Brustdrüsen entfalteten sich wieder normal. Dank der gesundheitsverantwortlichen Vorsorge, der sie treu blieb, erfreut sich Frau L. R. auch heute, nach siebzehn Jahren, noch bester Gesundheit, und jeder schätzt sie zehn bis fünfzehn Jahre jünger, als sie wirklich ist.

j) Der Patientin A. Sch., geb. am 27. 2. 1948, wohnhaft in B., sollte die linke Brust entfernt und wegen der Metastasen bis zur Achselhöhle ausgeräumt werden. Wegen immer wieder aufgetretener Mandeleiterungen und Drüsenschwellungen am Hals sollten die Mandeln mit entfernt werden. Die örtliche Untersuchung ergab in der linken Mamma eine ausgedehnte Tumorbildung; der größte Knoten war 5,5 cm im Durchmesser. Dazu kam eine Reihe kleiner Knoten bis zur Haselnußgröße, die wie eine Perlenkette bis in die Achselhöhle hineinreichten. In der rechten Mamma fand ich nur kleinere Knötchen. Im Hinblick auf den bedenklichen Allgemeinzustand der neunzehn Jahre jungen Patientin bestand kaum Hoffnung auf eine wirkliche Heilung.
Meine Therapie galt auch hier der Einflußnahme auf den ganzen Menschen. Neben meinem bewährten Spezies I zur Darmregulierung gab ich M1 mit A in zweistündlichem Wechsel mit F1 und C1, je 15 Tropfen. Nach Verbrauch dieser Medikamente folgten M mit L2 in dreistündlichem Wechsel mit F1 und C1, je 15 Tropfen. Nach drei Wochen berichtete mir die Patientin, daß sich ihr Appetit schon nach drei Tagen wesentlich gebessert habe und sie sich bedeutend wohler fühle.

Die Spannungen im Oberbauch und auch im Bereich der Leber waren fast verschwunden. Der Stuhl war regelmäßig und die Knoten in der Brust waren kleiner geworden. Die Behandlung wurde in gleichem Sinn fortgesetzt und der jeweiligen Situation angepaßt. Die Ernährung bestand aus einer vitalstoffreichen Schonkost.

Nach nicht ganz drei Monaten war kein Tumor mehr festzustellen. Das Gewicht war wieder normal und der Blutdruck konnte mit 125/75 mm Hg. gemessen werden. Auch bei der nachfolgenden spezialärztlichen Vorsorgeuntersuchung wurde kein Tumor mehr gefunden.

Wäre keine Aktivierung ihres körpereigenen Abwehrgeschehens zum Zeitpunkt meiner Behandlungsübernahme erfolgt oder möglich geworden, dann hätte Frau A. Sch. erfahrungsgemäß in der damaligen Situation die operative Entfernung der linken Brust, der bald die rechte hätte folgen müssen, sowie die üblichen Bestrahlungen mit einer an Sicherheit grenzenden Wahrscheinlichkeit kaum ein Jahr überlebt.

Inzwischen ist die Patientin verheiratet und hat zwei gesunden Kindern das Leben geschenkt. In den nun vergangenen fünfzehn Jahren hat sie keine Mandeleiterung mehr gehabt. Sie fühlt sich vollkommen gesund und sieht bestens aus. Wo der Körper selbst einlenkt, ist der Patient immer im Vorteil. Das sollte man nie vergessen.

7. Mastdarm- und Unterleibskrebs

Diese Tatsache habe ich auch bei der Patientin J. R., wohnhaft in W., bestätigt gefunden. Sie war nach und nach in drei Kliniken, wo Mastdarm- und Unterleibskrebs festgestellt wurde. Die Operation wurde als unmöglich abgelehnt. Nur Bestrahlungen sollten noch helfen, aber die wurden von der Patientin abgelehnt. Die beiden zuletzt behandelnden Professoren Dr. K. und v. Ö. versicherten den Angehörigen, daß die Patientin bestenfalls noch vierzehn Tage leben könne. Die Verwandten baten mich inständig, alles zu tun, um der Mutter diese Zeit noch so erträglich wie nur möglich zu gestalten.

Mit nur noch 35 kg Körpergewicht war diese Frau auf eigenen Wunsch aus der Klinik entlassen worden. Ungeachtet des Befundes versuchte ich, das körpereigene Geschehen zu aktivieren, wodurch ich zu dem von niemandem erwarteten Erfolg kam. Der seit einem Jahr anhaltende leichte Blutabgang, der zu einer schweren Anämie geführt hatte, verschwand innerhalb von drei Tagen, und zwar mit F3 und F5 in stündlichem Wechsel mit A und M1, wodurch sich auch wieder der Appetit einstellte. Es folgten M1 und A in zweistündlichem Wechsel mit L1 und C. Das Herz, das die meisten Sorgen bereitete, reagierte auf H1, später auf H2 bestens.

Die Patientin überlebte die vierzehn Tage, und nach einem halben Jahr konnte der gleiche Professor keinen Tumor und nichts Krebsverdächtiges mehr finden. Er gestand Frau M. R. gegenüber, daß er völlig überrascht sei, sie in einem so guten Zustand wiederzusehen. Er ermutigte sie sogar, in meiner Behandlung zu bleiben. Sie lebte beschwerdefrei noch sechzehn Jahre und starb erst im Alter von 82 Jahren, aber nicht an Krebs, sondern dem Alter entsprechend eines natürlichen Todes.

8. Herzschwäche und Unterleibstumor

Bei einer noch älteren Patientin hatte ich die Aufgabe, alles zu tun, damit sie wenigstens in zehn Tagen noch ihre goldene Hochzeit erleben könne. Sie wollte unbedingt aus dem Krankenhaus entlassen werden. Der Chefarzt erklärte den Angehörigen, daß man jeden Augenblick mit dem Ableben der alten Dame rechnen müsse. Da sie keine stationäre Behandlung mehr wolle, bestehe keine Aussicht, daß sie bis zu dem besagten Tag noch lebe.
Auch diese Patientin war sehr abgemagert und litt unter schrecklichen Herzsensationen. Aber auch sie reagierte schon auf meine erste Verordnung M1 mit A im Wechsel mit H und S in stündlichem Wechsel ausgezeichnet. Sie durchstand die goldene Hochzeit vorwiegend mit Hilfe von H-M-D-C und lebte noch weitere acht Jahre.
Mit großer Verwunderung über die Heilung fragte mich die Tochter, wo die im Krankenhaus festgestellte dicke Geschwulst hingekommen sei. Sie habe diese beim Waschen immer gefühlt, und nun sei nichts mehr da. Den Rückgang des Tumors hatte ich schon lange beobachtet. Daß dieser aber in dem hohen Alter ganz verschwand, wurde zu einem besonderen Ereignis.

9. Hypophysentumor

Bei dem Patienten W. K., wohnhaft in W., wurde als Ursache seiner Gleichgewichtsstörung – hinzu kamen eine zunehmende Begrenzung des linken Sehfeldes und zeitweise unerträgliche Kopfschmerzen – nach eingehenden spezialärztlichen Untersuchungen und durch den Röntgenologen Prof. Dr. D. in W. ein Hypophysentumor festgestellt.
Trotz zunehmender, zum Teil unerträglicher Beschwerden befolgte der Patient nicht die Einweisung in die Klinik zum Zweck der Operation. Er begründete seine Ablehnung mit der festen Überzeugung, daß er keine Heilungschancen sehe und nicht glaube, eine derart schwierige Schädeloperation überstehen zu können. Da half auch mein Zureden nichts. Der Ehefrau hatte man gesagt, daß sie ihren Mann in Kürze beerdigen könne, wenn er sich nicht sofort operieren ließe.
Auf seine nachhaltige Bitte und im Hinblick auf meine Erfolge in gleicher Situation übernahm ich die Behandlung, wobei ich die Einschränkung »für vierzehn Tage« machte. Ich dachte daran, den Patienten doch noch zur Operation zu bewegen. Aber nach zwei Wochen ging es ihm mit Hilfe von Dienaplex N mit N1 im Wechsel mit C1 und C sehr viel besser. Danach gab ich A mit N in zweistündlichem Wechsel mit C, L und H2, je fünfzehn Tropfen. Nach und nach

verlor er alle seine Beschwerden. Nach spezialärztlicher Untersuchung hatten sich sowohl die Sehkraft als auch das Sehfeld wieder normalisiert. Er wurde ganz gesund.

10. Tumor an der Wirbelsäule

Eine ebenfalls schwierige Operation sollte bei dem Patienten H. L., wohnhaft in I./O., in der Universitätsklinik in F. vorgenommen werden. Er hatte einen Tumor an der Wirbelsäule von B3 bis B6. Trotz seiner erheblichen Beschwerden wollte er von einer Operation nichts wissen. Sie gingen schon nach meiner ersten Behandlung, der Injektion von De We 25, 0,5 ml an die Schmerzstellen verteilt, sofort zurück.
An Medikamenten folgte M mit L2 in dreistündlichem Wechsel mit A und C, je fünfzehn Tropfen. N1 wurde zweimal täglich, je zehn Tropfen, an der besagten Stelle auf der Haut verteilt. Das Tumorgeschehen, das sehr deutlich zu erkennen war, verschwand. Auch bei der letzten Untersuchung, zehn Jahre nach meiner Behandlung, war der Patient völlig beschwerdefrei, gesund und voll arbeitsfähig.

11. Darmkrebs

Im status moribundus bekam ich auch den Patienten H. G., wohnhaft in N./T., zu Gesicht. Man hatte ihn angeblich vier Stunden lang operiert und dabei ein größeres Stück Darm entfernt. Der Ehefrau war gesagt worden, man habe den Krebs nicht restlos entfernen können. Sie könne ihren Mann mit nach Hause nehmen, denn eine weitere Behandlung sei nicht mehr möglich und seine Tage seien gezählt. Wieder sollte ich helfen, die wenigen Tage, die der Patient noch zu leben habe, zu erleichtern. Die Mühe lohnte sich. Im wesentlichen mit Hilfe von M1 und A im Wechsel mit M, C und dann M, D, L und C wurde er ganz gesund. Nun sind bald zwanzig Jahre vergangen. Dieser Herr ist jetzt 82 Jahre alt und klagt lediglich über leichte Vergeßlichkeit.

12. Magengeschwüre

Einen »Spezialisten« für Magenblutungen hatte ich in dem Patienten W. K., wohnhaft in W. In rund 25 Jahren hatte er dreizehn schwere Magenblutungen. Gerufen wurde ich immer erst dann, wenn er bereits einen halben Eimer voll blutiger Masse erbrochen hatte und der Stuhl infolge Blutbeimischungen fast schwarz war. Er war nicht dazu zu bewegen, sich in ein Krankenhaus einweisen zu lassen, zumal die Blutung stets kurzfristig mit M und F3, viertelstündlich je zehn Tropfen, zum Stehen kam. Danach folgten M1 und A in stündlichem Wechsel mit M, D3 und H2, je fünfzehn Tropfen, ab zweitem Tag im Wechsel dreistündlich je fünfzehn Tropfen. Ich kann mich nicht entsinnen, daß der Patient einmal länger als vierzehn Tage das Bett hüten mußte. Meist war auch nach 3-4 Wochen ohne Bluttransfusion das Blutbild wieder normal.

13. »Unstillbares« Magenbluten

Der Patient W. O., wohnhaft in O./T., wurde infolge von Bluterbrechen und großer Schwäche in die Klinik eingeliefert. Die eingehende Untersuchung wurde Anlaß zu einer Magenoperation. Zwei Tage danach kam es zu erneuter Blutung. Elf Tage später wurde aus gleichem Anlaß die Milz operativ entfernt. Doch der erhoffte Erfolg blieb aus. Nachdem mit keinem verfügbaren Mittel die Blutung aufhörte, wurde ein Blutspezialist bemüht. Dieser besorgte das neueste Mittel aus Paris. Aber auch nach diesen fünfzehn Injektionen kam die Blutung nicht zum Stehen.

Nach ständigen Blutübertragungen – 54 Blutkonserven – und fünf Wochen künstlicher Ernährung war der Patient so erschöpft und das Blutbild so schlecht, daß der Chefarzt Prof. Dr. H. die Ehefrau veranlaßte, bei ihrem Mann zu bleiben, da jeden Augenblick mit seinem Ableben zu rechnen sei.

Da die Möglichkeiten der Klinik voll ausgeschöpft waren und auch die Blutübertragung abgesetzt werden mußte, verabreichte die Frau auf meine Anweisung halbstündlich einen Teelöffel einer Mischung von M1, A und F3, nach zwei Stunden nur noch zweistündlich.

Am folgenden Morgen war der Patient wieder ansprechbar und verlangte etwas zu essen. Danach bekam er nur noch dreimal täglich einen Teelöffel derselben Arznei und sonst keine anderen Medikamente. Sein Appetit steigerte sich und auch sein Wohlbefinden. Nach drei Wochen konnte er nach Hause gehen. Bei etwaigen Unpäßlichkeiten nimmt der Patient von der gleichen Arzneimischung. Bis heute, nach zwanzig Jahren, ist keine Blutung mehr eingetreten.

14. Blinddarmentzündung

Bei dem heute vorherrschenden Mikrobendenken findet das eigentliche Krankheitsgeschehen kaum noch Beachtung. Deshalb ist man auch bei der Blinddarm- bzw. Wurmfortsatzentzündung gar zu leicht mit Antibiotika und dem Skalpell zur Hand. Dabei befinden sich dort, wo der Blinddarm liegt, auch noch andere Organe, die ähnliche Beschwerden verursachen können.
Da der Laborbefund, der im wesentlichen nur Komplikationen anzeigt, bei der Wurmfortsatzentzündung nicht weiterhilft, habe ich, soweit es die Situation zuließ, auch hier mit einer naturgemäßen Behandlung und mit dem Einsatz von G mit D2, bei Brechreiz und Belastung der regionären Drüsen mit M1 und C in ein- oder zweistündlichem Wechsel, je fünfzehn Tropfen, unzählige operative Eingriffe bei meinen Patienten ersparen können.

15. Sehstörung nach Unfall

Die Patientin L. W. in W. kam nach einem unglücklichen Sturz vom Pferd wegen schwerer Gehirnerschütterung in die Klinik W. Später wurde sie in die Universitätsklinik nach M. verlegt. Bei der Entlassung erklärte man ihr – sie konnte ihr rechtes Auge nicht öffnen, also nicht damit sehen –, daß dieser Schaden durch einen Knochensplitter entstanden sei und nicht mehr behoben werden könne.
Da ich im Laufe meiner Tätigkeit meist nur dann bemüht wurde, wenn der Spezialarzt oder die Klinik nicht helfen konnten, kam es dazu, daß ich mich auch mit derartigen Störungen auseinandersetzen mußte. Zunächst konnte ich die Patientin mit meinen Dienaplex-Präparaten N mit L, je 15 Tropfen zweistündlich, kurzfristig von einer Bindehautentzündung des gesunden Auges befreien. Danach versuchte ich auf das geschlossene Auge Einfluß zu nehmen. Mit dem von mir entwickelten Präparat P2, dessen Wirkung auf das Sehzentrum gerichtet ist, H2, das den Kreislauf und die Gehirndurchblutung verbessert, und A 1, das das Gleichgewicht und das Bewegungszentrum aktiviert, konnte ich schnell weiterhelfen. Mit viermal täglich fünfzehn Tropfen war innerhalb von vier Wochen äußerlich keine nachteilige Veränderung mehr festzustellen. Das kranke Auge öffnete sich gleichmäßig mit dem gesunden.

Es blieb nur eine leichte Sehschwäche zurück, die sich wahrscheinlich gebessert hätte, wenn die Patientin die Verordnung wenigstens ein- bis zweimal täglich fortgesetzt hätte. Sie glaubte, diese nicht durchführen zu können, weil sie ihren Wohnsitz nach Amerika verlegt hatte.

16. Gehirntumor, Bronchial- und Lungenkrebs

Bei dem Patienten W. K., geb. am 9. 6. 1917, wohnhaft in M.-W., wurde Anfang 1957 im R.-Landeskrankenhaus in M. nach eingehender Untersuchung Lungenkrebs festgestellt. Die ihm dringend angeratene Operation lehnte er ab, denn er konnte beobachten, wie kaum einer seiner Leidensgenossen weit und breit die Operation für längere Zeit überstanden hatte. Lieber wollte er zu Hause und ohne diese zusätzlichen Qualen sterben.

Meine Bemühungen um diesen Patienten, der daneben zeitweise unerträgliche Kopfschmerzen hatte, wobei der klinische Befund auf einen Gehirntumor hinwies, begann mit einer Spezialbehandlung der Hals- und oberen Brustwirbel, d. h. leichter Chirotherapie, außerdem der Injektion von De We 25. Nicht nur seine Kopfschmerzen, sondern auch die ihn ängstigenden Herzschmerzen ließen schon während der Konsultation erheblich nach.

Nun versuchte ich, nach bewährter Methode zugleich drei komplexe Wirkungen in Gang zu setzen. Die erste galt der Regulierung der Darmtätigkeit und der Beseitigung der chronischen Autointoxikation. Hierbei hat sich noch immer am besten meine Kräutermischung Spezies I bewährt, die neben der Darmregulierung die Leber entlastet und die Nierentätigkeit anregt.

Die Verordnung von M1 mit A galt dem Aufbau der Magenschleimhaut, der Aktivierung der Magenbesaftung und der besseren Auswertung einer der Situation angepaßten Nahrung, während L3 mit L6 und F3 der Entzündung, der Ulceration, der Blutung und der Verschleimung der Atemwege entgegenwirkten.

Da eine hochgradige Kachexie vorherrschte, ließ ich diese beiden Kombinationen zunächst in stündlichem, nach zwei Tagen in zweistündlichem Wechsel, je 15 Tropfen, einnehmen. Nach dem Verbrauch dieser Mittel folgte die zweite Rezeptur: A mit L4 und L6 in zweistündlichem Wechsel, je 15 Tropfen, mit L2, C und H3. Nach drei Wochen war der Patient sichtlich auf dem Weg der Besserung. Es mangelte ihm nicht mehr an Appetit, der Husten war erheblich zurückgegangen, und im Auswurf war schon nach drei Tagen kein Blut mehr zu finden. Der ständige Gewichtsverlust war zum Stehen gekommen, es zeigte sich sogar eine leichte Gewichtszunahme. Aber auch die Magen- und Darmpassage war bereits frei von entzündlichen Reizungen, und die Leber begann sich wieder zu normalisieren.

Meine weitere Verordnung habe ich dann dem jeweiligen Zustand des Patienten angepaßt. Nach etwa sechs Monaten hatte er seine verlorenen dreißig Kilo wieder aufgeholt, war frei von Beschwerden, und nichts erinnerte mehr an seinen status moribundus bei der Behandlungsübernahme. Auch der Röntgenbefund im dortigen Gesundheitsamt am 23. 6. 1961 brachte keine pathologischen Veränderungen mehr ans Tageslicht. Bei der Kontrolle der Blutsenkungsgeschwindigkeit konnte man sich davon überzeugen, daß diese von 96/126 im Krankenhaus auf normal 4/12 mm zurückgegangen war. Durch die Einhaltung gesundheitsverantwortlicher Vorsorge blieb der Patient bis heute, 15. 5. 1986, gesund. Nach fast dreißig Jahren geht es ihm dem Alter entsprechend gut.

17. Lungentumor und Diabetes

Bei der Patientin J. P., geb. am 16. 11. 1913 in D., wurde laut Bericht vom 10. 11. 1960 des R.-Landeskrankenhauses in M. ein Tumor, 10,5–7,5 cm groß, im vorderen Mediastinum und kompensierter Diabetes mellitus sowie Hypertonie festgestellt. Wegen der Einschlußstauung wurde die operative Entfernung des Tumors dringend empfohlen. Die Patientin lehnte diese ab und bat um Entlassung.

Auf ihre nachhaltige Bitte blieb mir nichts anderes übrig, als wenigstens den Versuch zu machen, ihr zu helfen. Auch hier stellte sich bald heraus, daß sich mein komplexes Vorgehen bestens bewährte. Meine erste Einflußnahme galt dem Zuckerstoffwechsel. Eine ausgezeichnete Wirkung entfaltete hier meine Kräuterteemischung Spezies II, die gleichzeitig der Darmträgheit entgegenwirkte. Es folgte die Verordnung M mit Z in zweistündlichem Wechsel mit L2 mit C, je fünfzehn Tropfen. Nach Verbrauch dieser Mittel folgten A mit Z im Wechsel von C1 mit L4 und L6, je dreimal täglich fünfzehn Tropfen.

Vier Wochen später erschien die Patientin zuversichtlich und mit der Sicherheit der absoluten Besserung. Sie berichtete, daß sich der Druck im Oberbauch ganz verloren und sie keine Magenschmerzen mehr habe. Stuhl habe sie jetzt täglich normal, wie seit langem nicht mehr gehabt. Die

Atmung sei wesentlich freier, Auswurf und Zuckerausscheidung seien sehr zurückgegangen. Auch bei der Auskultation war ein deutlicher Rückgang der Dämpfung festzustellen.
Nach einem Vierteljahr war die Patientin völlig beschwerdefrei. Die Zuckerausscheidung bewegte sich nach ständiger Kontrolle des Hausarztes in tragbaren Grenzen, und der Blutdruck war von 190/100 auf 150/90 mm Hg gesunken. Die letzte Röntgenuntersuchung der Lunge am 24. 6. 1975 brachte nur noch eine leichte Verschattung von rundlicher Form, kein Mitpulsieren mit der Aorta, keine eigene Pulsation, Herz von unauffälliger Größe und Form, Aorta eher klein und nicht elongiert, Lunge von seitengleicher, regelrechter Transparenz und regelrechter Zeichnung und Durchblutung.
Die letzte Vorsorgeuntersuchung erfolgte am 24. 4. 1985. Der Patientin geht es sehr gut, und es konnten keine nachteiligen Veränderungen festgestellt werden. Heute, nach 25 Jahren, ist Frau J. P. wohlauf, unternehmend und lebensfroh.

18. Nicht operierbarer Magenkrebs

Der Patient P. R., geb. am 29. 9. 1903, wohnhaft in L., klagte über seit Jahren bestehenden Druck und Schmerzen im Oberbauch, Appetitlosigkeit und erheblichen Gewichtsverlust. Laufende hausärztliche Behandlung und auch Krankenhausbehandlung brachten keine entscheidende Besserung.

Nach dem letzten Krankenhausaufenthalt erfolgte die Entlassung mit dem Hinweis des Chefarztes gegenüber den Angehörigen, daß der Magen des Patienten zwischen Magenausgang und Mageneingang völlig verkrebst sei und sich mitten im Magen noch ein großes Geschwür befände. Im Hinblick auf den sehr schlechten Allgemeinzustand könne man ihn nicht mehr operieren. Der Fall sei hoffnungslos.

Die Tochter konnte nicht begreifen, daß man den schwerkranken Vater einfach abschob und ihn seinem Schicksal überließ. Sie bat mich, ihm doch zu helfen, damit er nicht ganz den Mut verliere und seine Beschwerden wenigstens erträglich würden.

Meine Verordnung richtete sich nach meinem Untersuchungsergebnis vom 25. 10. 1957. Die ersten zwei sich ergänzenden Mittel waren auf die vorherrschende Kachexie und die Ulceration gerichtet, und zwar mit M1 und N1 in stündlichem Wechsel mit M und C, je fünfzehn Tropfen.

Nach Verbrauch dieser Mittel folgte die Einnahme von M1 mit A in zweistündlichem Wechsel mit M und C, je fünfzehn Tropfen. Zur Kräftigung des Herzens gab es nach Bedarf zwischendurch ein- bis dreimal fünfzehn Tropfen H1 und N1 auf die Schmerzstelle.
Bereits nach vier Wochen konnte der Patient selbst in die Sprechstunde kommen. Er war zwar noch sehr gebrechlich, fühlte sich aber bedeutend wohler. Die Schmerzen waren zurückgegangen, und er war sehr froh, daß er wieder etwas essen konnte. Die weitere Verordnung von M1, A, M, C, D2, N1, H1, L6, L2 und D habe ich der jeweiligen Situation angepaßt. Die Ernährung wurde auf eine vitalstoffreiche Schonkost umgestellt.
Bereits im Januar 1958 war der Patient frei von Beschwerden. Von 63 kg hatte er auf 73 kg aufgeholt, und am Ende des Jahres wog er wieder 81 kg. Immer darauf bedacht, seine Gesundheit abwehrfähig zu erhalten und seinen Magen durch eine gesundheitsverantwortliche Vorsorge zu kräftigen, geht es Herrn P. R. aufgrund der Nachuntersuchung seinem hohen Alter entsprechend nach fast dreißig Jahren sehr gut.

19. Magenschleimhautentzündung mit hochgradiger Polypenbildung

Die Patientin J. H., geb. am 18. 9. 1924, wohnhaft in K.-T., war seit Jahren wegen ständiger Leib- und Magenschmerzen in Behandlung. Nach der letzten Magenspiegelung erklärte ihr Prof. R. in F., daß der Magen von Polypen bis zu 1½ cm Stärke übersät, die Magenschleimhaut hochgradig entzündet und verändert sei. Nach seiner Ansicht bliebe nichts anderes übrig, als den Magen operativ zu entfernen. Er habe schon fast zu lange damit gezögert, weil er diesen Eingriff ungern vornehme, aber jetzt sehe er keine andere Möglichkeit mehr. Doch er gab ihr Bedenkzeit. Das war im Februar 1973.

Auch hier veranlaßte mich der schlechte Allgemeinzustand bei stark reduziertem Gewicht, nur noch 45 kg, in verschiedenen Richtungen wirksam zu werden. Im Vordergrund standen die Magenschleimhautentzündung, die Polypenbildung und die Kachexie. Über die Aktivierung der körpereigenen Abwehr durch M1 mit N1 in stündlichem Wechsel mit M und C, je fünfzehn Tropfen, zeigte sich der erste Erfolg. Nach Verbrauch dieser Mittel folgten M1 mit A in zweistündlichem Wechsel mit M und L2, je fünfzehn Tropfen. An die Stellen der Druckschmerzhaftigkeit verteilte ich 1 ml De We 25 als Injektion mit 42er Kanüle.

Der Zustand der Patientin besserte sich langsam, aber ste-

tig so, daß drei Monate später die Spiegelung des Magens durch Herrn Professor R. zu seiner erkennbaren Überraschung ein derart gutes Ergebnis brachte, daß er die operative Entfernung des ganzen Magens nicht mehr für erforderlich hielt. Er empfahl der Patientin dringend, die Behandlung bei mir fortzusetzen. Dies geschah im wesentlichen durch die Einnahme von M1 mit A im Wechsel mit M, N1, H2, F4, M, L2, C und D2 bei Schonkost.
Die letzte Spiegelung des Magens durch Herrn Prof. R. im Mai 1977 blieb ohne Befund. Polypen oder sonstige Veränderungen konnten nicht mehr festgestellt werden. Bei meiner Nachuntersuchung am 5. 12. 1978 war die Patientin völlig beschwerdefrei. Auch das Körpergewicht und ihr Aussehen hatten sich wieder normalisiert.

20. Eine tote linke Niere

Der Patient F. E., geb. am 4. 4. 1914, wohnhaft in W./K., ist seit 1961 Diabetiker, hatte 1974 einen Herzinfarkt und wird seit einigen Jahren wegen seines Nierenleidens behandelt. Und nun wurde ihm nach klinischer Untersuchung gesagt, daß seine linke Niere tot sei, operativ entfernt werden müsse. In seiner Sorge um das Überleben kam er zu mir. Ich verordnete ihm N3 mit Z im Wechsel mit L2 und N4, je zwanzig Tropfen zweistündlich, nach Verbrauch dieser Mittel N4 mit W2 im Wechsel mit L2 und Z.
Nach fünf Wochen bestand der Hausarzt auf der Einweisung ins Krankenhaus zur Operation. Dort wurde der Patient nach erneut eingehender Untersuchung mit der Begründung entlassen, daß seine Niere wieder arbeite und ihre Entfernung somit nicht notwendig sei.

21. Magengeschwüre und Gebärmutterkrebs

Die Patientin E. Sch., geb. am 11. 4. 1916, wohnhaft in W./N., klagte seit Jahren über zunehmenden Druck im Oberbauch, ständigen Gewichtsverlust – bis sie zu mir kam, waren es 8 kg –, fast ständige Leibschmerzen und Darmträgheit. Nach wiederholten Röntgenuntersuchungen bei laufender medizinischer Behandlung zeigte sich keine entscheidende Besserung.

Meine Behandlung war auf die hochgradige Gastroduodenitis, die Ulceration und die Leberschwellung gerichtet. Ich versuchte zunächst, der chronischen Obstipation zu begegnen. Auch hier bewährte sich meine Kräuterteemischung Species I durch ihre darmregulierende, die Leber entlastende und die Nierentätigkeit anregende Wirkung.

Gleichzeitig setzte ich M1 mit N1 vor der Mahlzeit und M, C mit L2 nach der Mahlzeit, je dreimal täglich fünfzehn Tropfen, ein. Die Wirkung der Medikamente war auf die Gastroduodenitis, die Ulceration, die Leber, die Entgiftung und die Ausscheidung gerichtet. Wegen des Verdachtes auf Unterleibskrebs empfahl ich der Patientin, einen Frauenarzt aufzusuchen.

Nach drei Wochen erschien die Patientin sichtlich gebessert. Der Druck im Oberbauch hatte erheblich nachgelassen. Auch die Schmerzen waren geringer und der Stuhl

war, wie lange nicht gehabt, normal. Nach weiteren drei Wochen fühlte sich Frau E. Sch. frei von Beschwerden. Die Leber hatte sich erheblich gebessert, und der Blutdruck konnte mit 135/85 mm Hg als normal angesehen werden. Von dem Gewichtsverlust hatte sie 5 kg aufgeholt.
Die Patientin berichtete mir, daß sie am Vortag von Dr. med. R. die Nachricht erhalten habe, daß das an Professor W. eingesandte, bei ihr entnommene Gewebe auf Gebärmutterkrebs schließen lasse. Er habe sie zwecks operativer Entfernung der Gebärmutter ins Krankenhaus eingewiesen. Das habe sie sich in Ruhe überlegt und beschlossen, abzuwarten, bis sie sich noch weiter erholt habe. Davon war sie nicht abzubringen. Sie versprach mir aber, in Kürze eine erneute Untersuchung vornehmen zu lassen.
Dieses Mal zeigten sich keine pathologischen Veränderungen, ergab sich kein Krebsverdacht. Als Professor W. selbst beim Hausarzt anrief, um zu erfahren, auf welche Behandlung das zurückzuführen sei, konnte dieser keine Auskunft darüber geben, weil die Patientin es ihm verschwiegen hatte, da sie seine ablehnende Haltung gegenüber der Homöopathie kannte.
Inzwischen sind zwanzig Jahre vergangen. Dank der gesundheitsverantwortlichen Vorsorge konnte bei jährlicher spezialärztlicher Untersuchung kein pathologischer Befund bei dieser Frau mehr festgestellt werden.

22. Faustgroßer Tumor am Hals

Bei der Patientin H. G., geb. am 14. 10. 1955, wohnhaft in T./N., hatte man einen faustgroßen Tumor am Hals links festgestellt. Die bisherige Behandlung war erfolglos geblieben. Durch die Bestrahlung im Krankenhaus wurde der Tumor zwar etwas flacher, aber die danach eingenommenen chemotherapeutischen Mittel hatten völlige Appetitlosigkeit und einen sehr starken Haarausfall zur Folge, und der Tumor wurde trotzdem wieder dicker.
Einen Tag vor meiner Untersuchung berichtete mir die Mutter, daß der Chefarzt ihrer Tochter nur noch eine Überlebenschance von einem Jahr gebe. Das Untersuchungsergebnis sei Lymphogranulomatose.
Bei der Behandlung dieser Patientin ging es zunächst darum, der chronischen Obstipation, der völligen Appetitlosigkeit und dem erschreckenden Haarausfall zu begegnen, der Frau H. G. am meisten deprimierte, weil sie den Tumor mit ihren Haaren schön verdecken konnte.
Der Anwendung von Spezies I zur Darmregulierung folgte M1 mit A in zweistündlichem Wechsel mit C1 und C, je fünfzehn Tropfen. Nach Verbrauch dieser Medikamente folgte M mit D in dreistündlichem Wechsel mit A2, C und L2, je fünfzehn Tropfen, anschließend A mit C1, je dreimal täglich im Wechsel mit F2 und P1.

Die erste Verordnung brachte schon nach einigen Tagen eine wesentliche Besserung des Allgemeinbefindens. Bis zum Verbrauch oben angeführter Mittel hatte der Haarausfall ganz aufgehört und das vorhandene Haar erschien besonders nach F2 und P1 in neuem Glanz. Das machte der Patientin wieder Mut. Mit Eifer befolgte sie die Verordnung, so daß nach drei Monaten kein Tumor mehr zu finden war und die regionären Drüsen vollkommen in Ordnung waren. Dank gesundheitsverantwortlicher Vorsorge geht es der Patientin heute – inzwischen sind mehr als zwanzig Jahre vergangen – sehr gut.

23. Speiseröhrenkrebs

Bei dem Patienten F. H., geb. am 7. 11. 1917, wohnhaft in B. in der Schweiz, kam es regelmäßig nach der Mahlzeit zu krampfartigem Erbrechen. Nach längerem Klinikaufenthalt und eingehenden Untersuchungen in der Universitätsklinik wurde ein Karzinom am unteren Ende der Speiseröhre festgestellt, wodurch es zu einem Speiseröhrenverschluß kam. Der Kranke lehnte sowohl Operation wie Bestrahlungen ab. Behandlungen durch diverse Ärzte, Professoren und angeblich 1800 Injektionen waren erfolglos geblieben.
Bei diesem Patienten bemühte ich mich darum, zunächst einige auffallende Schmerzzentren, die ihn neben dem großen Übel belasteten, auszuschalten. Mit ganz leichter Chirotherapie und der Injektion von De We 25/1 ml, an die verschiedenen Schmerzpunkte verteilt, konnte ich fast sofort eine spürbare Erleichterung schaffen.
Wegen seiner großen Schwäche hätte ich Herrn F. H. gerne in meiner Nähe gewußt, doch seine Situation erlaubte keinen Aufenthalt in einem Hotel, und eine Klinik, in der man einen Patienten naturgemäß behandeln kann, haben wir hier nicht. So brachte man ihn im Krankentransporter wieder zurück in sein häusliches Milieu. Ich konnte mir nicht vorstellen, daß er diese Reise ein zweites Mal zu unternehmen imstande sein würde.

Verordnet habe ich als erstes meine Kräuterteemischung Spezies I zur Anregung der Entgiftung und Ausscheidung, und zwar schluckweise, gut warm, aber nicht heiß, in größeren Abständen zu nehmen. Ich dachte, daß Tee noch am ehesten einen Durchgang findet. Die weitere Verordnung, M1 mit A im Wechsel mit M und C, je fünfzehn Tropfen, zuerst stündlich, nach zwei Tagen zweistündlich, war auf die Kachexie und die Ulceration gerichtet.

Telefonischen Rückfragen konnte ich entnehmen, daß diese Behandlung bereits eine gute Wirkung zeigte. Schon nach vier Wochen suchte mich der Patient in sichtlich gebessertem Zustand auf. Das Erbrechen hatte nachgelassen. Deshalb habe ich meine Verordnung nur wenig geändert und der jeweiligen Situation angepaßt. Nach zweijähriger Betreuung berichtete er mir, daß er mühelos Alpenwanderungen mache und einmal sogar fünf Stunden ohne Schwierigkeiten durchgestanden habe.

Sechs Jahre später veranlaßte ich den Patienten, die dortige Klinik wegen einer störenden Verwachsung auf Grund einer früher durchgeführten Schilddrüsenoperation aufzusuchen. Der Chefarzt, der ihn damals betreut hatte, war nicht wenig überrascht, ihn so erholt wiederzusehen. Er meinte: »Wenn ich mir Ihre Krankenpapiere und die Röntgenaufnahmen von früher ansehe, müßten Sie schon sechs Jahre tot sein!« Bei der Untersuchung zeigte sich die Passage zum Magen frei. Nur eine kleine, nicht besonders störende Verwachsung war noch festzustellen, die keines chirurgischen Eingriffes bedurfte.

Auf die Frage, was er unternommen habe, daß er wieder so in Form sei, erzählte der Patient, daß er nur mit homöopathischen Mitteln und einer leichten Umstellung der Kost gesund geworden sei.

Vor drei Jahren unternahm er, nicht ohne meine Genehmigung, eine sehr strapaziöse Weltreise, die ihm bestens bekam. Heute, nach zwanzig Jahren, geht es ihm gut, vielleicht zu gut, was ihn verleitet, schon mal über die Stränge zu schlagen.

24. Gehirntumor

Die Patientin R. K. G., geb. am 29. 6. 1954, mußte sich wegen zunehmender Kopfschmerzen, Kopfdruck und Sehstörungen einer eingehenden Untersuchung in den Uni-Kliniken in M. unterziehen. Das Untersuchungsergebnis war ein rechtsseitiger Gehirntumor bei Begrenzung des Sehfeldes und einer Stauungspapille. Wegen des bestehenden Herzschadens lehnten die Eltern der Patientin die vorgesehene Operation ab.
Meine Verordnung von N mit N1 in stündlichem Wechsel mit C und L1, je fünfzehn Tropfen, brachte einen raschen Erfolg. Nach dem Verbrauch dieser Mittel folgte die Einnahme von A mit N, je fünfzehn Tropfen im Wechsel mit C1, fünfzehn Tropfen, und H3, drei bis fünf Tropfen dreimal täglich. Dem folgte die Einnahme von N, C und H, je fünfzehn Tropfen dreimal täglich.
Nach einem halben Jahr Beobachtung und Behandlung konnte bei der Patientin keine krankhafte Veränderung mehr festgestellt werden. Das ist bis heute, nach sechzehn Jahren, so geblieben.

25. Lymphogranulomatosis maligna

Bei dem Patienten B. S., geb. am 7. 8. 1950, wohnhaft in B./Sch., wurde bei längerem Klinikaufenthalt Lymphogranulomatosa maligna festgestellt. Die Milz wurde entfernt. Danach stellten sich völlige Appetitlosigkeit, allgemeine Erschöpfung und Drüsenschwellungen am Hals bis zu mehrfacher Knotenbildung ein. Die operative Entfernung brachte keine Besserung, im Gegenteil, die Knoten vermehrten sich. Strahlenbehandlung lehnte der Patient ab. Die Beurteilung der Gesamtsituation ließ nach dem heutigen Stand der Wissenschaft nichts mehr zu hoffen übrig. Manche ihm zuteil gewordene Belastung wirkte wenig ermutigend.

Zum Glück fand ich noch immer den Weg zum ganzen Menschen, zum ursächlichen Geschehen, so daß ich nie dazu verurteilt war, etwas zu tun, von dem man von vornherein nicht weiß, ob es dem Patienten dienlich ist. Mit M1 und A in zweistündlichem Wechsel mit C1 und A2, je fünfzehn Tropfen, und nach Verbrauch dieser Medikamente A mit C in dreistündlichem Wechsel mit L2, H2 und A2, je fünfzehn Tropfen, sowie einer vitalstoffreichen Kost hatte ich bereits nach sechs Wochen einen überraschenden Erfolg.

Jetzt wurde der Appetit als sehr gut bezeichnet, die große

Schwäche bestand nicht mehr, und das Aussehen des Patienten war viel besser. Als ich ihn bat, den Rollkragen seines Pullovers, mit dem er seine Tumore zu verdecken pflegte, herunterzuziehen, sagte er: »Da ist nichts mehr zu sehen!« In der Tat, der ganze Hals war auch von den kleinsten Knötchen frei, nur der hühnereigroße Tumor oberhalb des Schlüsselbeins war wohl weicher, aber immer noch groß genug.
Meine Verordnung wurde wenig verändert fortgesetzt. Immerhin verging ein ganzes Jahr, bis dieser letzte Tumor verschwunden war. Bei der letzten Untersuchung acht Jahre später war kein Verdacht auf Tumorbildung zu erheben. Der Patient war wieder arbeitsfähig und machte einen recht gesunden Eindruck. Sein Vater versicherte mir, daß ihm die Ärzte bei der Entlassung des Sohnes aus dem Krankenhaus gesagt hätten, daß dieser bestenfalls noch ein Jahr leben würde.

26. Mastdarmkrebs, Thrombophlebitis, Lungenentzündung

Bei dem Patienten E. S., geb. am 12. 1. 1905, wohnhaft in W., fand man bei der digital-rektalen Untersuchung einen ausgedehnten, ventral bis an den Analkanal heranreichenden derben, höckrigen Tumor. Anoskopisch zeigte sich dementsprechend in der gesamten Cirkumferenz des vorderen Rektums mit Übergreifen auf beide Seitenwände im Anschluß an den inneren Analring über eine Länge von ca. 10 cm ein Tumor mit derbem Randwall und zentraler Ulceration, nach Prof. Remmele ein histologisch ulceriertes Adeno-Karzinom.
Die zunächst vorgesehene abdomino-perineale Rektumamputation mit Anlage eines Anus praeter kam nicht zustande, weil wahrscheinlich nicht mehr durchführbar. Die empfohlene Bestrahlung lehnte der Patient ab. Er verließ auf eigenen Wunsch die Uni-Klinik in M., um abzuwarten, bis der Darmschluß komplett sei. Dann wollte er sich, der Not gehorchend, einen Anus praeter anlegen lassen.
Bei meiner Behandlung versuchte ich zunächst der Kachexie, der hochgradigen Gärungsdyspepsie bei blutig-schleimigem Durchfall zu begegnen. Dabei bemühte ich mich ständig um eine Aktivierung des körpereigenen Abwehrgeschehens bei fast ständigem Einsatz von A, L2, C, P oder M, L1, C, D1 und F3.

Zunächst verstärkte sich der Abgang aus der Ulceration. Der Stuhlabgang zeigte sich bald in Kleinfingerstärke. Eines Tages kam es, wahrscheinlich infolge Überanstrengung, zu einer Thrombophlebitis im rechten Bein. Die dort sehr stark ausgeprägten Krampfadern wurden daumendick hart und gespannt, und innerhalb dieser kam es zu einer beängstigenden Knotenbildung.
Am Oberschenkel, handbreit unter der Leiste, entfalteten sich Gefäße handtellergroß, und das ganze Bein wurde sehr dick. Auf meine Verordnung von G mit B in stündlichem Wechsel mit C und W2 und der fast ständigen Auflage von kalten Kompressen entlang der Entzündung war das Ganze in ungefähr zwei Wochen überstanden. Selbst die Knoten in den Gefäßen verschwanden ebenso wie die Krampfadern, so daß man davon nichts mehr sehen konnte.
Ein halbes Jahr nach meiner Behandlungsübernahme kam es zu normal geformten Stuhlabgängen. Bei der Nachuntersuchung in der Klinik konnte keine krankhafte Veränderung mehr gefunden werden. Die Darmpassage war frei. Auch die Ausheilung einer Lungenentzündung mit G und W2 im Wechsel mit L3 und L6 vier Wochen vorher zu Hause wurde bestätigt.
Etwa acht Tage später kam es durch eine Analfistel zu einem Abszeß in der linken Gesäßhälfte. Mit L2, C, G, S1 und Sitzbädern von 40–45 Grad Celsius in einem starken Kräuterabsud von Rz. Tormentillae, Cort. Quercus, Calendula officin. Rad. Ratanhia, Cort. Condurango, Rhiz. Hydrastis canad. kam es zu einem raschen Durchbruch des Eiters und einer problemlosen, schnellen Heilung der tiefen, zweimarkstückgroßen Abszeßresthöhle.
Da der Patient nicht sitzen konnte, wurde von einem Stuhl das Polster abgenommen, dann eine gleichgroße Schüssel eingesetzt, die auf einem untergeschobenen Schemel einen festen Platz fand. So schwebte der Abszeß frei im Wasser,

und der Kranke konnte leicht selbst Wasser zugießen, um die Temperatur zu halten. Er starb fünf Jahre später, aber nicht an Mastdarmkrebs, sondern an Kreislaufversagen.

27. Zungenkrebs, Lymphdrüsenknoten, Gastritis

Bei dem Patienten F. B., geb. am 23. 1. 1908, wohnhaft in D./B., wurde in den Universitätskliniken in G. und dann in B. ein rezidivierendes Zungenkarzinom festgestellt. Deshalb sollte der größte Teil der Zunge entfernt werden. Zunächst fiel auf, daß der Patient sich nur schwer verständlich machen konnte. Seine Zunge war zweifingerbreit dick geschwollen. An der linken Zungenseite befand sich ein etwa zweimarkstückgroßer, übelriechender Krater, der fast bis in die Mitte der Zunge vorgedrungen war. Die Nahrungsaufnahme war erschwert, und fast unerträgliche Schmerzen nötigten ihn, ständig schmerzlindernde Mittel einzunehmen. Auch die regionären Drüsen am Hals waren geschwollen und zum Teil hart. Der Patient machte einen sehr elenden Eindruck.

Ich ließ den Mund mehrmals täglich mit Dienaplex F in Kamillen- oder Eichenrindentee im Verhältnis 1 zu 20 spülen. Um auf den Ablauf der Lebensvorgänge im Sinne einer Normalisierung einzuwirken, setzte ich zuerst zur Regulierung der Darmträgheit, der Entgiftung und Ausscheidung den bewährten Tee Species I ein. Daneben gab ich M1 mit N1 in stündlichem Wechsel mit M und C, je fünfzehn Tropfen, und nach deren Verbrauch A mit M1 in zweistündlichem Wechsel mit M, C sowie L2, je zwanzig

____
(Name u. Vorname)

____
(Beruf)

____
(Straße)

____
(Wohnort)

Ich kaufe meine Bücher bei der Buchhandlung _______________

____

Weitere Interessenten

____

____

____

____

ANTWORTKARTE

An den

Turm-Verlag

Postfach 229

7120 Bietigheim / Württ.

Tropfen. Dieser Behandlung folgte der Hinweis auf eine aufbaufördernde Schonkost. Alle zusätzlichen Belastungen wurden abgesetzt. Da die Situation des Patienten als sehr kritisch angesehen werden mußte, gab ich ihm den Rat, sofort die Klinik aufzusuchen, falls nicht innerhalb von vierzehn Tagen eine deutliche Besserung eintrete.

Zu meiner Überraschung erschien der Patient nach vier Wochen in einem auffallend besseren Zustand. Der pestilenzialische Geruch aus dem Krebsgeschwür war weitgehend verschwunden, und die Ulceration an der Zunge hatte sich sehr vorteilhaft verändert. Nach einem halben Jahr war die Zunge völlig abgeheilt und der vom Krebs gefressene Krater nicht mehr zu erkennen. Nur ein geringer Substanzverlust erinnerte noch an das ursächliche Krebsgeschehen.

Der Patient, der ca. 350 km von mir entfernt wohnte, war sieben Jahre lang beschwerdefrei, und Neubildungen waren nicht zu finden. Dann bekam er nach dem Verladen zentnerschwerer Säcke plötzlich starke Leibschmerzen. Der herbeigerufene Arzt stellte eine Nierenkolik fest und gab dementsprechend stark schmerzlindernde Mittel, was ich von seiner Frau erfuhr.

Bald stellte sich jedoch ein rascher Kräfteverfall ein. Man brachte den Kranken in das Krankenhaus in G., wo er kurz danach starb. Auf Grund älterer Befunde glaubte man zunächst, daß der Leib des Verstorbenen voller Krebsmetastasen sei. Doch die Obduktion ergab einen Magendurchbruch. Das Bauchfell stand voll im Eiter, und von Krebs war nichts zu finden. Selbst Spezialuntersuchungen konnten den Verdacht auf Krebs nicht mehr bestätigen.

28. Zungentumor, Leberverhärtung, Gastroduodenitis

Der Patient S. H., wohnhaft in W., geb. am 7. 3. 1918, hatte einen fast einmarkstückgroßen Tumor in der Mitte der Zunge. Durch eine Öffnung kam es öfter zu Blutungen. Operation und Bestrahlungen wurden abgelehnt.
Mit M1 mit F3 im Wechsel mit L2 mit A2, zunächst stündlich, nach Aufhören der Blutung zweistündlich, besserte sich das Befinden schnell. Species II unterstützte die Entgiftung. Dann folgte M und C1 im Wechsel mit L1 und C. Langsam verschwand der Tumor, Leber und Milz zeigten bald normale Werte. Nach sechs Monaten war der Patient wieder ganz gesund, und das ist er bis heute, nach fünfzehn Jahren, geblieben. Sein früher ständiges Pfeifenrauchen hat er inzwischen längst vergessen.

29. Lungen-, Rippenfell- und Mandelentzündung

Frau M., wohnhaft in W., Mutter von zehn unmündigen Kindern, befand sich im Krankenhaus mit der Diagnose: Lungen- und Rippenfellentzündung. Nach Aussage des Ehemannes wurde der Leib seiner Frau immer dicker, und auch die Beine schwollen an. Es wurde der Patientin immer beschwerlicher, zu atmen. Da man ihm keinerlei Hoffnung auf Genesung mehr machen konnte, gab der Mann dem Drängen seiner Frau nach und nahm sie im Krankentransporter mit nach Hause.
Noch am gleichen Tag begann ich mit einer naturgemäßen Behandlung und dem Einsatz von Dienaplex L3 mit L6 in stündlichem Wechsel mit W2 und N4, je zwanzig Tropfen, dazu Spezies I, zweimal täglich eine Tasse. Schon bei meinem zweiten Besuch wurde ich im Garten von den Kindern umringt und mit dem Freudenschrei begrüßt, daß es der Mutter besser gehe. Ausgiebige Ausscheidungen in beiden Richtungen, den Auswurf erleichternde Medikamente und die Kräftigung vor allem des Lungenkreislaufs hatten die rasche Besserung zuwege gebracht.
Diesen Heilmitteln folgten zunächst W2, L3 mit L6 in zweistündlichem Wechsel mit H2, D3 und L2, je fünfzehn Tropfen. Nach ungefähr vierzehn Tagen machte die Patientin die ersten Gehversuche im Garten, und bald war sie

wieder gesund, rührend von ihren Kindern umsorgt. Da diese allzu oft von eitrigen Mandelentzündungen geplagt wurden, kamen alle als Patienten zu mir. Eigentlich sollten bei ihnen die Mandeln herausgenommen werden. Doch mit G und R, in zweistündlichem Wechsel mit C1 und S1, je zwölf Tropfen bzw. einer halben Tablette und feuchtheißen Packungen, konnte ich ihnen diesen Eingriff ersparen, ausgenommen eine Tochter, bei der die zu stark zerklüfteten und vergrößerten Mandeln entfernt werden mußten.

30. Grippe, Drehschwindel, Brechwürgen

Bald danach erkrankte der Ehemann M. anscheinend an einer Virusgrippe, die er zunächst nicht beachtete. Es entfaltete sich eine starke Bronchitis und Verschleimung, wodurch er kaum atmen konnte. Mit H3 und G, je 12 Tropfen viermal täglich, sowie stündlich L3 mit L4, je 12 Tropfen, kam es zu einem starken Schleimabgang, und nach vier Tagen waren die Bronchien wieder frei.

Danach bekam der Patient einen Drehschwindel bei der geringsten Bewegung, wobei sich sein Gesicht völlig verkrampfte. Ich dachte zunächst an die Halswirbelsäule, fand dort auch eine sehr empfindliche Stelle am Rand des Schädelknochens und an den beiden oberen Halswirbeln. An diesen Stellen machte ich eine Injektion von jeweils 0,1 bis 0,2 ml De We 25. Sofort danach gingen diese Beschwerden zurück und der Patient konnte sich besser bewegen. Dieselbe Injektion erneuerte ich an den beiden nachfolgenden Tagen. Danach war der furchtbare Schwindel ganz behoben. Aber bald danach bekam der Patient ein furchtbares Brechwürgen, das nicht enden wollte. Mit zwölf Tropfen M1 und fünf Tropfen D2 (mit 10 Tropfen D2 wurde es schlimmer) ging dieses Würgen zurück. Am nächsten Tag gab ich je 12 Tropfen M1 mit D zweistündlich, und zwei Tage später war der Patient auch diese Plage los.

31. Diabetes, Gangrän-Nekrose

Wie wunderbar Sauerkraut, d. h. die Zufuhr von Rechtsmilchsäure und Gärungsprodukten, selbst bei der schwersten Form der Zuckerkrankheit einschließlich einer Durchblutungsstörung wirkt, erlebte ich erstmals vor etwa dreißig Jahren bei dem Patienten A. M. aus W./Sch. Bei der ersten Untersuchung stellte sich heraus, daß das rechte Bein infolge der Zersetzung und Umwandlung des Blutfarbstoffes von bräunlicher Farbe war. Ober- und unterhalb des Knies zeigte sich jeweils eine entzündliche Schwellung mit Eiterabgang. Die rechte große Fußzehe war fast schwarz. Der Blutzuckerspiegel war auf 380 mg % und der Harnzucker um 8,7 % erhöht.

Wegen der angekündigten Amputation des Beines lehnte der Patient die Einweisung in die Klinik durch den Hausarzt und den Spezialarzt ab. Auch mir erklärte er, daß er lieber zu Hause sterben wolle. Ich brachte es nicht fertig, ihn liegen zu lassen und übernahm die Behandlung für versuchsweise acht Tage unter der Bedingung, daß er meine Anordnungen gewissenhaft zu befolgen habe.

Daß es zunächst nur rohes Sauerkraut, nach absoluter Besserung zusätzlich viel Rohkost, dann Schonkost ohne tierisches Fett und tierisches Eiweiß zu essen gab, erzeugte bei dem Patienten offensichtliches Unbehagen. Aber meine

Anordnungen wurden streng befolgt. An Arznei gab ich Z, zweistündlich dreißig Tropfen, zwei Tabletten S1 und eine Tasse Tee Spezies II täglich.
Schon nach einer Woche betrug der Harnzucker nur noch 0,5 mg %, ohne Aceton, und der Blutzucker nur noch 165 mg %. Oberhalb und unterhalb des Knies ließ sich bei leichtem Druck auf den mittleren Ober- und Unterschenkel täglich eine Menge Eiter entleeren. Nach sechs Wochen war das Bein geheilt. Sogar die große Zehe war wider Erwarten bis zur Hälfte normal geworden, während der vordere Teil weggeeitert war.
Bei allen Fällen von Zuckerkrankheit wurde bisher eine kohlehydratarme Kost vorgeschrieben. Dadurch ließ sich zwar die Zuckerausscheidung einschränken, aber die Krankheit selbst wurde dadurch nicht geheilt. In hartnäckigen Fällen nützt aber auch diese Einschränkung nichts mehr, weil der Organismus aus vielen Nährstoffen Zucker bilden kann und ausscheidet.
Die Zuckerkrankheit ist eine ausgeprägte Form der Säurevergiftung. Viele Veränderungen können indessen ohne Zuckerkrankheit auftreten. Sie beruhen auf irgendeiner zunächst nicht erkannten Übersäuerung des Organismus. Freie Säuren sind im Organismus immer unduldsam. Das leichte Pendeln um den Neutralisationspunkt dürfte daher auf die Dauer am zuträglichsten sein. Zur einfachen Beobachtung dieser Situation genügt es, blaues Lackmuspapier mit frischem Urin anzufeuchten. Wird es darin rot, ist dieser übersäuert, wird das rote Lackmuspapier blau, ist dies ein Hinweis für einen Basenüberschuß.

32. Herzschwäche und Herzstillstand

An einem Tag, den ich nicht so leicht vergessen kann, wurde ich gegen 5 Uhr früh zu einem Herzanfall gerufen. Der Patient, fast ein Nachbar zur Rechten, kämpfte schon die ganze Nacht mit furchtbaren Schmerzen in der Brust. Ein ganzes Tablett Arzneien half ihm nicht mehr.

Sein Hausarzt, zur Linken meiner Wohnung, war nicht zu erreichen, und einen Notarzt gab es damals noch nicht. So versuchte ich zunächst durch leichte Massage mit Dienaplex N1 eine Erleichterung zu ermöglichen. Für den Notfall hatte ich H1 und N1 dabei. Davon gab ich dem Patienten mehrmals je 15 Tropfen zum Einnehmen. Schließlich ging der Anfall zurück, und der Patient wurde schmerzfrei.

Danach verständigte ich seinen Hausarzt von meiner ersten Hilfe. Jetzt war er selbst am Telefon. Ich bat ihn, doch im Laufe des Vormittags nach seinem Patienten zu sehen. Doch er kam sofort und machte eine intravenöse Injektion. Ich hielt noch den Arm des Patienten, um der Vorsicht zu genügen.

Kaum war diese Injektion beendet, verfiel der Patient. Der Puls war nicht mehr zu ertasten, und auch von einer Herztätigkeit war nichts mehr zu hören. Jetzt machte ich eine Herzmassage, aber scheinbar ohne Erfolg. Dann zog ich den Patienten etwas auf die rechte Seite, um die entspre-

chenden Nervenbahnen zu aktivieren. Mir wurde es dabei sehr warm, und ich wollte gerade aufhören, da machte er einen tiefen Atemzug und begann wieder zu leben.
Nun konnte ich mich verabschieden, denn der Patient zeigte sich beschwerdefrei. Um 8 Uhr begann meine Sprechstunde, und da gab es wieder viel zu tun. Gegen 11 Uhr kam ein neuer Anruf mit der Bitte, sofort zu kommen. Ich ging eiligst hinüber und fand den Mann tot. Die Ehefrau bat flehentlich um die Massage, wie ich sie am frühen Morgen vorgenommen hatte, aber dazu war es jetzt zu spät.
Ich wollte nun wissen, wie der Vormittag verlaufen war. Da berichtete mir die Frau des Verstorbenen, daß es ihrem Mann gut gegangen sei, bis ihm der Hausarzt gegen halb 11 Uhr eine Injektion verabreicht habe – sie nehme an wie heute früh – wonach er plötzlich gestorben sei.

33. Alternative zur Totaloperation und Unfruchtbarkeit

Am gleichen Tag wollte meine Sprechstunde kein Ende nehmen. Meine Hilfen wollten gerade nach Hause gehen, als eine Frau kam, die sich nicht abweisen ließ. Ich bat sie in mein Sprechzimmer, wo sie mir berichtete, daß sie, von mehreren Ärzten untersucht, sich einer Totaloperation unterziehen sollte. Sie habe aber kein Vertrauen zu diesen Ärzten, weshalb sie von Las Vegas, USA, in die Schweiz zu einem ihr empfohlenen Professor wolle. Aber im Flugzeug habe sie so große Schmerzen gehabt, daß ihre Nachbarin aufmerksam wurde, der sie dann von ihrem Kummer erzählt habe. Diese sei von meinen Leistungen sehr begeistert und habe gesagt: »Wenn Sie in Frankfurt umsteigen, dann nehmen Sie doch ein Taxi und fahren erst nach Wiesbaden!« So sei sie nach hier gekommen.
Nach meiner Untersuchung bat ich sie, mir wenigstens acht Tage Zeit zu geben. Ich begann sofort damit, De We 25 1 ml an die wesentlichen Schmerzstellen zu verteilen. Dazu ließ ich die Patientin zweistündlich je 15 Tropfen N1 mit F1 einnehmen. Nach acht Tagen war sie fast frei von Beschwerden. Ich ließ sie auf Wunsch nach Berlin fliegen mit der Auflage, nach etwaiger Verschlechterung sofort zurückzukommen. Sie erschien aber erst nach vier Wochen und versicherte mir, daß sie die Arznei regelmäßig genom-

men habe. Dann berichtete sie, daß sie bei dem Schweizer Professor war, der ihr nach seiner Untersuchung gesagt habe, sie sei gesund und er könne nichts finden, was man herausnehmen müßte.

Meine weitere Verordnung war auf den Gesamtaufbau gerichtet. Darauf gebar sie nach 13 Monaten das so sehr gewünschte Söhnchen. Ihrer Freundin, ebenfalls kinderlos, konnte ich auch helfen. Mit Hilfe von F4 mit P1, nach Verbrauch F2 mit F5, je 15 Tropfen dreimal täglich, wurde sie bald schwanger und gebar nach etwa zehn Monaten eine Tochter, ein Jahr später noch einen Sohn.

34. Hochgradige Blinddarmentzündung mit Herzrhythmusstörung

Wenn ein Arzt seine Frau im Krankheitsfall behandelt, dann entstehen meist Schwierigkeiten. Aber einem Vollblutakademiker, der sowohl medizinisch als auch pharmakologisch als Spitze gelten kann, zum Gesundwerden zu verhelfen, und das auch noch in homöopathischer Dosierung, ist fast undenkbar. Aber dieser Patient war schwer krank und seine Frau sehr verzweifelt, weil ihr Mann sich nur von einem Freund operieren lassen wollte, der erst am nächsten Tag vom Urlaub zurückkommen sollte.
Der Patient hatte eine hochgradige Blinddarmentzündung, hohes Fieber, eine beachtliche Darmsteifung, Erbrechen und Brechwürgen bei Durchblutungsstörungen. Im Grunde waren wir schon viele Jahre gute Freunde, und so erfüllte ich die Bitte seiner Frau, ihm über die Nacht hinwegzuhelfen. Die notwendigen Dienaplex-Präparate waren im Haus, und so begann ich mit G, das auf alle entzündlichen Prozesse wirkt, dazu D2 mit seiner direkten Wirkung auf den Darm mit je 12 Tropfen. Eine Viertelstunde später gab ich M1 gegen das Brechwürgen, das auch sofort aufhörte. Da die regionären Drüsen bereits angeschwollen waren, gab ich dazu C. Um sicher zu gehen, blieb ich da und gab die Arznei selbst alle Viertelstunde. Nach einer Stunde ging es dem Patienten nach eigener Aussage viel besser.

Nun erkundigte ich mich nach seinem Herzen, von dem ich wußte, daß es unregelmäßig arbeitete. Er meinte, daß man dafür nichts tun könne, denn er selbst habe schon alles versucht. Nichts könne die Arrhythmie beseitigen. Ich machte nun den Versuch mit H3 und gab ihm zunächst fünf Tropfen. Weshalb so wenig, das konnte er nicht verstehen. Nach weiteren 2–3 Minuten gab ich ihm noch fünf Tropfen zu seiner Belustigung, und nach weiteren zehn Minuten berichtete er, daß Puls und Herz gleichmäßig arbeiteten, er mich jetzt auch richtig und nicht mehr verschwommen sehe. Auf Fingerspitzengefühl kann man also nicht verzichten!
Nachdem es dem Patienten besser ging, konnte ich gehen. Die Verordnung wurde so beibehalten bis zum Einschlafen, und H3 gab es nur im Notfall. Auf nachhaltigen Wunsch erschien ich früh am nächsten Morgen, bevor er ins Krankenhaus wollte. Aber da brauchte er nicht mehr hin, denn alle Beschwerden waren wie weggeflogen.
Ein großer Skeptiker mußte nun durch eigenes Erleben zugeben, daß eine der Ursache entsprechende Behandlung besser ist als die bloße Jagd auf Bakterien mit Antibiotika. Ich genehmigte ihm am Nachmittag eine Stunde Aufstehen, am nächsten Tag morgens eine und nachmittags zwei Stunden. Am dritten Tag war er nicht mehr zu halten und wieder voll bei der Arbeit.

35. Der (angeblich) unheilbare Kopfschmerz

Was an Kopfwehtabletten geschluckt wird, ist nicht zu beschreiben. Es gibt Patienten, die mir versichert haben, daß sie ihrem Leben ein Ende setzen wollten, weil sie die ständigen Kopfschmerzen nicht mehr ertrügen. Es gäbe kaum noch Schmerzstiller, die sie noch nicht eingenommen hätten. Einer von vielen war der Patient P. B. Er litt seit Jahren an zeitweise unerträglichen Kopfschmerzen. Auch er hatte die ganze Skala an verordneten schmerzlindernden Mitteln ohne bleibenden Erfolg eingenommen.

Vom Hausarzt war er zum Krankenhaus, danach in ein Sanatorium geschickt und schließlich in die Universitätsklinik eingewiesen worden. Nach eigener Angabe wurde er unzählige Male geröntgt, oft punktiert, und über 800 Injektionen brachten keinen Erfolg.

Nachdem man in der Uni-Klinik die Absicht geäußert hatte, eventuell den Schädel zu öffnen, ließ sich der Patient wegen einer dringenden Angelegenheit für zwei Stunden beurlauben. Er hatte die feste Absicht, seinem unerträglich gewordenen Leben ein Ende zu machen.

Der Pfarrer Dr. St., der den Patienten am Rheinufer beobachtete, nahm sich seiner an und brachte ihn mir. Eine hier vorliegende Dislokation der Halswirbelkörper war für mich leicht zu erkennen. Mit ganz leichter Chirotherapie und einer Injektion 1 ml De We 25 an den Hauptschmerzstellen der stark entzündeten Nervenwurzeln machten den Patienten innerhalb von 15 Minuten schmerzfrei. Dabei hat sich sein Blutdruck von 285/140 RR Hg (in der Klinik 300/140) auf 145/90 RR Hg normalisiert. Er ging in die Klinik und bat um seine Entlassung.

36. Gesichtskrebs

Die Patientin U. Ph. aus W. bekam wegen einer kleinen Wucherung am rechten Auge und am Nasenwinkel Thorium-X-Bestrahlungen. Nach leichtem Rückgang erfolgten erneute Wucherungen auf der Schläfe, dem Jochbein und der Nase. Dazu kam dann eine breit streuende Ulceration am Kinn mit Tumorbildung, die von Zeit zu Zeit entfernt oder verschorft wurde.
Nachdem keine Therapie und auch die Bestrahlungen mit angeblich 3000r keine Wirkung mehr zeigten, verschlechterte sich dieser klinisch gesicherte Krebs von Tag zu Tag. Die Nase war zuletzt tief blaurot, und an der Seite hatte der Prozeß die Nasenwand durchwuchert. Das ganze Kinn war genauso unansehnlich. Auch die regionären Drüsen waren geschwollen und hart.
Die Patientin suchte überall Hilfe, selbst in Amerika und auf den Philippinen. Keine exakt wissenschaftliche Behandlung brachte Erfolg, und ihr Zustand verschlechterte sich so, daß sie kaum noch ihre Wohnung verlassen konnte. Bei unserer Behandlungsübernahme versuchten wir ausschließlich, durch eine ganzheitliche Behandlung weiterzuhelfen. Mit Species I und C mit L2 in zweistündlichem Wechsel mit C1 und N1 begann sich das kranke Gewebe vom dritten Tag an abzustoßen. Nach ca. fünf Wochen

stellte ich die Arznei um, und zwar auf C mit L1 im Wechsel mit C1 mit F5. Nach drei Monaten war alles abgeheilt, und bis heute, nach mehr als fünf Jahren, ist keine krebsartige Veränderung mehr zu sehen.
Wenn man sich die oben beschriebene, kaum noch zu ertragende Situation dieser Patientin vergegenwärtigt, dann braucht man sich nicht zu wundern, wenn ein Patient seinem Leben ein Ende setzt. Wundern kann man sich aber darüber, daß die Krebsspezialisten nicht ihrem Hippokratischen Eid gerecht wurden, obwohl sich der Prozeß nach jeder Bestrahlung mehr ausgeweitet hatte.

37. Eine weitere Lymphogranulomatosis maligna

Nach fast zwei Jahren Behandlung in der Universitätsklinik und der örtlichen Klinik mit diversen Infusionen und Bluttransfusionen, Bestrahlungen und der Verabreichung von Mixturen aus medizinisch einseitiger Sicht wurde die Patientin L. K. W. auf eigenen Wunsch aus der Klinik entlassen, weil sie das alles nicht mehr ertragen konnte.

Die klinische Diagnose lautete: Lymphogranulomatosis maligna. Das Blutbild war so, daß der behandelnde Professor der Patientin nur noch die Aussicht auf wenige Tage zu leben gab. Alles, was für sie getan worden war, geschah unter dem Prädikat »wissenschaftlich«. Wenn aber eine moderne wissenschaftliche Wahrheit ein Irrtum ist und keine sachlich begründete Qualitätsverbesserung, also auch keine bessere Lebensqualität bringt, was ist sie dann?

Der Ehemann war sehr verzweifelt, und so gab ihm Professor K. den Rat, noch »den Diener« zu bemühen. Ich sah mir das Häuflein Elend an mit dieser Todesangst im Gesicht, der Unruhe, dem aufgetriebenen Leib, dem Herzflimmern, der Klage, man habe ihr zu helfen versprochen, doch mit jeder Behandlung sei es ihr immer nur schlechter gegangen. Der Ehemann schob mir den klinischen Befund zu. Ich schob ihn zu seinem sichtlichen Unbehagen zur Seite, um mir die Patientin besser ansehen zu können.

Auf meine Frage, was die Patientin heute gegessen habe, äußerte sie: »Nur zwei Eßlöffel Kraftbrühe.« Ich sagte, daß sie nun eine vitalstoffreichere Nahrung zu sich nehmen müsse, z. B. Haferflocken mit Obst, Honig, Nußmus, später fein geschnittenen Salat mit süßer Sahne und Kräutern angemacht und schließlich gedämpfte Möhren mit Dampfkartoffeln. Darauf meinte sie, sie bringe ja nichts herunter. Kein Wunder, denn wie soll der Verdauungstrakt nach so vielen Chemikalien noch arbeiten können!

Für mich stand nun nicht der klinische Befund, sondern der rasche Kräfteverfall im Vordergrund. Ich gab M1 mit A, je 15 Tropfen stündlich, und nach Bedarf 3 bis 5 mal H mit S, je 15 Tropfen. Da sie noch über Schmerzen im Leib klagte, machte ich ihr ca. 10 Tropfen N1, die sie selbst auf den Leib verteilte. Während unserer weiteren Unterhaltung sagte sie plötzlich: »Meine Schmerzen sind weg!« Also schrieb ich das N1, das sich sehr oft gut bewährt hat, mit auf das Rezept zum beliebigen Gebrauch. Ich verabschiedete mich mit dem Versprechen, Ende der Woche wieder vorbeizukommen.

Draußen erklärte mir der Ehemann, daß nach Anordnung der Klinik jeden zweiten Tag ein Blutbild gemacht werden müsse. Ich bat ihn, mir zu überlassen, was zu geschehen habe. Wenn die Patientin nichts essen könne und der Organismus keine vollwertige Nahrung bekomme, dann könne der weiseste Chemiker im Organismus nichts aus der Nahrung entnehmen und das Blutbild bessern. Mit all dem, was die Patientin bisher bekommen habe, könne ihr Körper doch ganz offensichtlich nichts anfangen.

Da der Professor gemeint hatte, daß seine Frau den Samstag kaum noch erleben würde, bat mich der Mann, ich möge doch früher kommen. Doch ich blieb bei meiner Ankündigung, bat aber um sofortige Mitteilung bei nachteiligen Veränderungen.

Davon hörte ich nichts, und als ich mit einigem Unbehagen zu dieser Familie ging, öffnete mir ein Mädchen in heller Kleidung die Tür, was beruhigend auf mich wirkte. Die Patientin saß im Bett, ruhig und ausgeglichen, und berichtete mir, daß sie wieder essen könne. Ihre Haushaltshilfe bereite alles so schmackhaft zu, daß sie sich schon auf die nächste Mahlzeit freue.

Dem Verbrauch von M1 und A und H und S folgten nach und nach M1 mit A im Wechsel mit L1 und C, später M mit L2 und C mit A2, H nach Bedarf. Nach einem Vierteljahr war die Patientin schon in der Lage, Wanderungen durchzustehen. Die Eheleute machten Urlaub, was der gute Professor K. kaum fassen konnte.

Dem Ehemann gegenüber brachte ich meine Bedenken zum Ausdruck, daß dieses Wohlbefinden bei einem im Krankenhaus nachuntersuchten Blutbild, das auch dort normale Werte zeigte, wegen der noch wirksamen Strahlenschäden nicht anhalten könne. Weil es seiner Frau so auffallend gut ging, wollte er das nicht glauben. So weit ich mich entsinnen kann, überlebte sie fünf Jahre, aber dann war jede Mühe vergeblich, und es ging rasch mit ihr zu Ende.

38. Zehn Röntgenaufnahmen, und doch wurde ein tastbarer Tumor nicht erfaßt

Nach vierfacher Mammographie und sechs Thoraxaufnahmen kam eine frühere Patientin von mir mit abgelichtetem Befund von Professor Dr. med. S. zu mir. Bei dieser Untersuchung waren vier Knoten in der rechten Brust gefunden worden, und wegen des Verdachtes auf Metastasen in der Lunge erfolgte die sofortige Einweisung in die Klinik zwecks Operation.

In der linken Brust fand ich tiefliegend einen kleinen Tumor, der nicht erfaßt worden war. Da ich bereits vor ca. 15 Jahren im Jahr 1965 dieser Patientin einen Mammatumor in der Größe von 5,5 cm im Durchmesser erfolgreich behandelt hatte, versuchte ich es erneut. Sie befolgte gewissenhaft meine Verordnung und nach etwa acht Wochen bestätigte ihr ein Frauenarzt, daß sie völlig gesund und in ihrer Brust nichts Verdächtiges zu finden sei.

39. Heilerfolg ohne Entfernung beider Brüste und Eierstöcke

Einer anderen Patientin, H. W. aus B., wurde von Professor v. Ö. in der Klinik die sofortige Entfernung beider Brüste und der Eierstöcke angeraten. Angeblich bekam die Patientin große Angst, verabschiedete sich und versprach, bald wiederzukommen. Vor sich hin weinend wurde sie von einer Bekannten angesprochen, der sie ihr Leid klagte, und die sie dann zu mir schickte.

Was ich zu sehen bekam, war ein Bild des Jammers. Beide Brüste bestanden nur aus Knoten. Ich glaubte kaum, ihr noch helfen zu können. Doch sie wurde ganz gesund, und ihre Brüste entfalteten sich wieder normal.

Nach einem halben Jahr ging sie zur Nachuntersuchung in die gleiche Klinik. Professor v. Ö. empfing sie sehr unsanft und meinte, daß er ihr nach so viel Zeitversäumnis schlecht helfen könne. Sie erzählte ihm von meiner Behandlung, was ihn noch mehr erregte. Doch als er die Patientin untersuchte, fand er alles normal und meinte kleinlaut: »Das darf doch nicht wahr sein!«

40. Kinderkrankheiten

Bei Kinderkrankheiten wurde ich fast ständig bemüht, vor allem bei hartnäckigen Rachenkatarrhen, eitrigen Mandelentzündungen und der Schwellung regionärer Drüsen. Fast immer ging es darum, den operativen Eingriff zu ersparen, und das ist mir vielfach gelungen.

a) **Leberverhärtung**

Das Mädchen B. K., wohnhaft in W./B., wurde im Alter von fünfeinhalb Jahren wegen einer schweren Gelbsucht in die Kinderklinik P./St. eingewiesen. Nach fünfeinhalb Monaten wurde dem Vater des Kindes von dem hinzugezogenen Spezialarzt Prof. Dr. K. gesagt, daß der Zustand seiner Tochter keine Heilung mehr erhoffen lasse und in den nächsten Tagen mit ihrem Ableben zu rechnen sei. Voller Verzweiflung nahm der Vater das Kind mit und brachte es in meine Sprechstunde.

Ich hatte bereits der Menschheit ganzen Jammer bis zur Genüge miterlebt, aber der Zustand dieses Kindes war so einmalig, daß ich ihn nie vergessen werde. Das Gewicht war stark reduziert, weil der Appetit fehlte. Die Haut war dunkelgraubraun, die Fingernägel zeigten sich dunkelbraun verfärbt und waren der Länge nach eingerollt. Das Herz war unruhig und schwach, die Leber vollkommen ver-

härtet. Sie reichte acht Finger breit über die Normalgrenze. Der Leib war durch Flüssigkeitsansammlung aufgetrieben. Aber der Vater bestand trotz all meiner Bedenken auf meine Hilfeleistung.
Mit dem Einsatz von M1 und A in zweistündlichem Wechsel mit L und H, je fünfzehn Tropfen, besserte sich zwar das Allgemeinbefinden des Kindes, jedoch die Leber war nach wie vor unverändert wie ein riesiger Tumor tastbar. Inzwischen verbreitete der Hausarzt, der die Rücküberweisung aus der Klinik erhalten und den ich davon in Kenntnis gesetzt hatte, daß ich die Verantwortung für vorerst vierzehn Tage übernommen hätte, daß die Behandlung mit homöopathischen Mitteln purer Unsinn sei und das Kind ohnedies nur noch Tage zu leben habe.
Doch die Zeit verging, und nach mehrfachen, der Situation angepaßten Umstellungen auf M mit L1 und L2 mit C oder D3–A2 und zeitweise öfteren Gaben wurden schmale weiche Streifen in der Leber tastbar. Nach zwei Monaten konnten wir die Kleine erstmals auf die Beine stellen und sie bei Gehversuchen stützen. Danach leistete ein Dreirad gute Dienste bei der Kräftigung der Beine.
Allmählich wurde das Kind zu einer guten Radfahrerin. Die Leber wurde immer weicher und hatte bald wieder ihre normale Größe erreicht. Die Haut wurde hell, Fuß- und Fingernägel sowie die Haare wuchsen, kurz, das ganze Aussehen entfaltete sich bestens. Das Mädchen wurde ganz gesund, hat inzwischen geheiratet, zwei gesunden Kindern das Leben geschenkt und ist im vierzigsten Lebensjahr frei von Beschwerden.

b) **Diphtherie**

Eines Tages wurde ich zu den Zwillingen H. in W./R. gerufen. Zwei prächtige Buben im Alter von vier Jahren machten einen schwerkranken Eindruck mit dem Verdacht auf

Diphtherie. An Mundwinkel und Nase war ein blutiger Ausfluß, an den Mandeln und deren Umgebung ein grauweißer Belag mit süßlich-fauligem Geruch zu erkennen. Die Mutter flehte mich an, ihre Kinder nicht ins Krankenhaus zu überweisen. Abgesehen davon war die Seuchenabteilung infolge vermehrten Auftretens der Diphtherie während der ersten Kriegsjahre bis auf den letzten Platz im Flur belegt.

Den hier notwendigen Abstrich ließ ich im Labor des Krankenhauses untersuchen. Ohne das Ergebnis abzuwarten, ordnete ich die Isolierung an und gab halbstündlich je fünf Tropfen von G, R, L4. Da kleine Kinder nicht spülen und gurgeln können und ein Sprayapparat nicht zu haben war, nahm ich eine Rekordspritze mit großer Kanüle, die ich stumpf machte und platt drückte. Ich spülte damit Mund und Rachen mit Dienaplex F verdünnt, Kamillen-, Eichenrinden- oder Salbeitee aus (20 ml Tee, 2–3 ml F). Danach ging der üble Geruch samt Belag rasch zurück. Bis der Laborbefund »Diphtherie« mich erreichte, war schon eine günstige Wende zu verzeichnen. Am dritten Tag machte sich eine leichte Unruhe am Herzen bemerkbar, die aber nach kleinen Gaben von H rasch zurückging. Nach ungefähr zwölf Tagen waren die beiden Kinder so munter, daß sie nur noch schwer im Bett zu halten waren.

Irgendwelche Spätschäden bei Diphtherie habe ich hier wie bei einer ganzen Reihe anderer Patienten nicht erlebt. Serum habe ich nie gebraucht. Abgesehen davon hatte ich schon früher einmal aus der medizinischen Literatur entnommen, daß die Professoren Friedemann, Wagner und – ich glaube – Cerny achthundert Kinder mit Leerserum behandelt und dabei festgestellt haben, daß diese Kinder die Diphtherie besser überstanden haben als jene, die mit Serum behandelt wurden.

V

Gesundheitsverantwortliche Vorsorge

Folgen der Fehlernährung

Seit Beginn der Volks- und Erfahrungsheilkunde beinhaltet diese eine natürliche Lebensgestaltung, eine gesunde, vitalstoffreiche Ernährung und die Anwendung naturgegebener Mittel wie Licht, Luft, Wasser, Sonne, Bewegung und die heilsame Wirkung von Kräutern. Auch heute sollte der Mensch durch Schärfung der Instinkte alle hygienischen Maßnahmen für Leib und Seele selbst finden.
Ausgangspunkt einer Fehlentwicklung ist meist eine lang andauernde Fehlernährung bei gleichzeitigem Mangel an lebensnotwendigen, vom Körper selbst nicht erzeugten Wirkstoffen. Durch diesen Selbstbetrug, den ständigen Mangel an vitalstoffreicher, naturgegebener Nahrung, wird der Mensch zum Vielfraß. Dazu kommt das Wirksamwerden chemischer und physikalischer Schädlichkeiten und energiereicher Strahlen, die den Überlebensfaktor zerstören.
Durch Notregulationen ist der Organismus ständig bemüht, sein Gleichgewicht aufrechtzuerhalten. Ist diese Selbsthilfe durch ständige Überlastung erschöpft und der Organismus wird mit der Flut seiner Rückstände, d. h. mit den durch übermäßige Eiweiß- und Fettzufuhr und den unbiologischen Beigaben im Blut und in den Geweben nicht mehr fertig, dann treten Müdigkeit, Unlust, Leistungs-

abfall, Verdauungs-, Durchblutungs- und Stoffwechselstörungen und schließlich der Krebs immer deutlicher in Erscheinung.
Mit dem Beginn dieser Fehlentwicklung kommt es auch zum Nachlassen der geistigen Regsamkeit. Dem folgt der fehlende Wille, zu sich selbst zu finden, oft auch das Verständnis für die notwendige Ruhe und den Ausgleich für die eingetretenen Abnutzungen, dem Großverschleiß an Nerven- und Gehirnzellen. Glück und Gesundheit erhofft und erfleht man von den Göttern.
Daß es weitgehend in der Hand des Menschen liegt, seine Gesundheit und Leistungsfähigkeit durch eine vernünftige Lebensführung und Ernährung zu erhalten, bemerkt er oft erst nach schwerer Erkrankung und nach Schäden, an denen er zugrunde geht. Sie hätten sich oft vermeiden lassen.

Krebsvorsorge durch gesundheitsverantwortliche Lebensgestaltung

Die Bildung von Krebszellen vollzieht sich in einem optisch nicht wahrnehmbaren Bereich. Daher gibt es auch keine spezifische Laboruntersuchung, und ausgedehnte Röntgenuntersuchungen in viertel- oder halbjährlichen Abständen sind wegen der ihnen anhaftenden mutagenen Eigenschaften mit direkt krebsauslösender Wirkung auf die noch gesunden Zellen nicht vertretbar. Der potentielle Schaden wächst proportional mit der Dauer der Wirkung und der Nähe der strahlenden Quelle.

Die größte Wirksamkeit einer Krebsvorsorge liegt in der gesundheitsverantwortlichen Lebensgestaltung. Durch sie wird das körpereigene Abwehrsystem so gefestigt, daß es krankhafte Veränderungen erst gar nicht zuläßt. Im anderen Fall, wenn der Organismus mit seinen täglichen Überlastungen nicht mehr fertig wird, d. h. mit der übermäßigen Eiweiß- und Fettzufuhr und den unbiologischen Beigaben im Blut und in den Geweben, gilt es, spätestens bei anhaltenden Störungen lebenswichtiger Leistungen, diesen wirksam zu begegnen.

Was uns hier weiterhilft, ist eine wirklichkeitsnahe Gesamtbeurteilung des Patienten, das Herausfinden des ursächlichen Krankheitsgeschehens, das Ausschalten krankmachender Lebensgewohnheiten, erhöhte Entgiftungs-

und Ausscheidungsmaßnahmen und die Aktivierung des körpereigenen und regenerationsfähigen Abwehrsystems. Letztlich ist doch dieses System die gewaltigste und treffsicherste Waffe auch gegen den Krebs.

Wie sich der Körper allein schon durch eine gesunde Lebenseinstellung, eine vitalstoffreiche Ernährung bei bewußter Atmung entspannt und Kräfte freimacht, das Dasein dadurch in einem besseren Licht erstrahlt, sich der Glaube an die Gesundung stärkt und so das scheinbar Unmögliche möglich wird, kann jeder an sich selbst erleben. Doch nichts lähmt Herz und Hand mehr als überlebte Lehrmeinungen. Man braucht nur daran zu denken, daß das Prinzip der schulmedizinischen Krebstherapie seit 100 Jahren auf der Zellvernichtung verharrt, ohne diesen Weg des Irrgangs mit seinen kläglichen Ergebnissen selbst zu durchschauen. Die Wahnvorstellung der Geschwulst- und Zellausrottung dort, wo sie angeblich mehr Nutzen als Schaden stiftet, führt nicht aus der Sackgasse heraus. Gewinnt der Mensch endlich Klarheit, durchschaut er die Zusammenhänge, dann reift in ihm die Aufgeschlossenheit, eine Bewußtseinsentfaltung zum besseren Verständnis für die richtigen Vorsorgemaßnahmen.

VI

Gesund- und krankmachende Lebensgewohnheiten

Im Einklang mit der Natur

Während die schlechte Atmung eine Dauerquelle für Stoffwechselstörungen ist und die Durchblutung nachteilig beeinflußt, fördert die ständige Eiweißüberfütterung die Katastrophe im Zellgeschehen. Und da der Mensch ein Wesen der Bewegung ist, führt der Nichtgebrauch seiner Organe zu deren Schrumpfung. Deshalb ist Spazierengehen oder Wandern nicht nur erholsam, es ist aus gesundheitlichen Gründen dringend notwendig.
Tun wir dies mit wachen Sinnen, atmen dabei ruhig, aber richtig, und nehmen in Gedanken etwas von der Harmonie der Schöpfung in uns auf, um mitzuschwingen in diesem Weben der Natur, dann werden wir frei von den störenden Einflüssen des Alltags. Wir fühlen uns bald wie neu geboren und sind aufnahmefähig für alles Gute und Schöne. Mit einemmal nehmen wir alles wahr: die tausendfältige Gestalt von Blättern, Blüten und Blumen am Weg, das Jubilieren der Vögel in den Bäumen, als hätten sie den Tag selber geschaffen, die strahlende Sonne, das Spiel der Wolken – das Geheimnis des Lebens wird uns offenbar. Wir erkennen die Einheit der Dinge und das Wunder des Verwandtseins, das uns mit allem Leben um uns verbindet. Diese Höhepunkte des Lebens, wo man Danke sagt, daß man dieses

Glück genießen darf, müssen wir in uns wachhalten, denn sie helfen uns über kommendes oder gegenwärtiges Leid.
Natürlich wächst die Freude an der Schöpfung und dem Einswerden mit der Natur nicht von selbst. Es bedarf der inneren Bereitschaft, sich der Freude zu öffnen. Ihre schönste Entfaltung erfährt sie aus der Liebe zur Natur, aus der Begeisterung für ihre Schönheit, aus Erkennen und Verstehen. Indem wir so unser Inneres befähigen, aus dieser Fülle zu leben, strebt die Macht des Geistes über Leib und Leben nach dem richtigen Weg und setzt Gedanken in die Wirklichkeit um.
Für den schöpferischen Menschen findet das Leben erst dann seine Erfüllung, wenn er seinem Schaffen, seinem Wirken eine eigene erkennbare Idee zugrunde gelegt und einverleibt hat. Dies spornt ihn an, mit größerer Kraft zu leben. Dabei empfindet er alle Freuden des Lebens immer tiefer. Es wird aber auch alles um so schöner und wertvoller, je mehr er sich bewußt wird, wie vergänglich und flüchtig das irdische Leben ist.
Wer wie ich mehrfach dem Tod ins Auge gesehen hat, für den ist jede Minute seines Daseins ein Wunder. Aber nur, wenn er sich von der Oberflächlichkeit befreit und die Schwelle seines inneren Wesens überschritten hat, empfindet der Mensch die hohe Absicht im Herzen der Dinge. Er fühlt sich im Einklang mit dieser unerschöpflichen Wunderwelt, die wie ein Hauch, wie eine Kraft alles durchdringt und dem Dasein erst die treibende Wärme und den fruchtbaren Inhalt gibt.

Gefahren für die Gesundheit

Immer wird es Menschen geben, denen es an einer starken Empfindungskraft gegenüber allem, was Leben heißt, mangelt. Die Erde ist nur für diejenigen ein Jammertal, die geistig arm sind. Der Heitere ist Meister seiner Seele, während es dem Humorlosen an Herzensgüte fehlt. Der ängstliche Blick auf das Übel, auf die Krankheit, bringt keine Genesung. Er trägt eher dazu bei, neue Symptome zu schaffen und die Entwicklung der Krankheitskeime zu fördern. Gesellt sich dazu das fehlende Streben nach Gesundheit, nach umfassender Wesensentfaltung im Sinne der Gesetze, nach denen wir angetreten sind, dann gelingt es nicht mehr, selbst das abzuwenden, was abwendbar ist.
Man sollte nicht das Unglück suchen und an ihm festhalten. Ebenso wenig sollte man den Versuch machen, etwas gewaltsam zu erzwingen. Man muß alles natürlich wachsen lassen. Wir müssen vom unnatürlichen Tempo zum natürlichen Rhythmus zurückfinden und uns dem Einfluß einer verwirrenden Umgebung, der fast alles zu einer geistigen Ordnung und Einordnung fehlt, entziehen. Nur so finden wir wieder die Zeit, innere Kraftreserven zu schaffen, unsere innere Ruhe.
Das gibt es nicht in einem lärmerfüllten Amüsierzentrum, in einem ruhelosen Urlaub, im Reisen, nur um da gewesen

zu sein, wo andere waren, auch nicht in Völlerei, ungezügeltem Alkohol und Tabakverbrauch, in stundenlangem Braten in der Sonne. Dabei fällt die Haut ein, graben sich Falten, werden Leberflecken und Sommersprossen erzeugt, schlimmstenfalls wird der Hautkrebs begünstigt.
In dieser Umgebung finden nur die vor ihrem unerfüllten Leben geflohenen Urlauber das, was sie suchen, den unterhaltsamen Betrieb. Hier brauchen sie nicht zu sich selbst zu kommen, sondern ersticken ihre innere Leere, ihre trostlose Einsamkeit oder das Gefühl der eigenen Nutzlosigkeit und ihre Freizeitdepressionen in vielfältiger Ablenkung, weil sie sich nichts zu sagen haben.
Es gilt zu erkennen, daß die optische und akustische Welt einer mit allen Raffinessen arbeitenden Vergnügungsindustrie eine Fata Morgana und keine lebensvolle Realität ist. Sie ist eine Verschmelzung von Illusion und Abstraktion. Hier geschieht keine Sammlung, sondern im höchsten Sinn des Wortes Zerstörung, bestenfalls Ablenkung –, alles in allem etwas, das in seiner Art dem eigentlichen Leben fremd, wenn nicht gar schädlich ist.
Gefahrvoll sind auch die modernen Massenmedien, die in schleichender Nötigung den Sinnverlust des Daseins fördern, uns mit einer Schwemme bedeutungsloser Nachrichten und mit wissenschaftlich anmutenden Tatsachenverdrehungen zum Narren halten, schließlich unsere Meinungsbildung manipulieren. Auch falscher Ehrgeiz und Rekordsucht dienen nicht dem körperlichen Wohl.
Was wir benötigen, ist ein gesünderes und erfüllteres Dasein. Nur wer mit sich selbst etwas anzufangen weiß, kann seine Freizeit richtig nutzen. Doch wie selten macht der Mensch von der Möglichkeit Gebrauch, sein Leben glücklicher zu gestalten und mit mehr Vernunft zu steuern! So wird er mit sich und der Zeit nicht fertig und bereitet sich selbst viele Lebensschwierigkeiten. Daß in seinem Organis-

mus einmal die Notregulationen erschöpft sein können und zu arbeiten aufhören, will er nicht einsehen. Demzufolge will er auch ungern seine krankmachenden Lebensgewohnheiten ablegen. Er will es meist auch dann noch nicht, wenn sein Zusammenbruch mit all seinen Plagen und Qualen deutlich wird.

Ist das Stoffwechselchaos so groß, daß man, wenn auch der echte Krebs noch nicht zu erfassen ist, an ein Krebs-Vorstadium denken und eine dementsprechende Behandlung in Betracht ziehen muß, kann es vorkommen, daß der Patient vor lauter Angst selbst den Erfolg einer solchen Therapie in Frage stellt. Es kann aber auch zu tragischen Konsequenzen kommen.

Dr. K. A. Finck berichtete auf der 84. Tagung der Deutschen Gesellschaft für Chirurgie in München 1968 – er ist ein Pathologe aus Hamburg –, daß sich ein Patient eine halbe Stunde, nachdem die Röntgenuntersuchung im Krankenhaus mit einer gewissen Wahrscheinlichkeit eine bösartige Magengeschwulst vermuten ließ und ein Probeeingriff empfohlen worden war, auf der Straße vor dem Krankenhaus erschoß. Die Leiche wurde geöffnet. Der Befund: Kein Krebs!

In anderen Fällen ist es meistens so, daß die Patienten nur so lange etwas für ihre Genesung tun, bis es ihnen etwas besser geht. Von da an übersehen sie gern jeden gutgemeinten Rat, um wieder in vollen Zügen ihren alten, krankmachenden Gewohnheiten nachzugehen.

Wundermittel gibt es nicht

Dem heutigen Menschen erscheint es unverständlich, daß man in einer so »fortschrittlichen Zeit« wie der unsrigen nicht imstande ist, ein Stoffwechselchaos, das meist viele Jahre benötigt, bis es offensichtlich wird, nicht so einfach wie ein Auto reparieren kann. Auch die Hybris unserer Tage kann es letztlich nicht ermöglichen, das Wunder des Lebens ungestraft zu überlisten. Das Wundermittel, von dem alle träumen, oder das Streupülverchen, mit dem man den Kranken nur einzustäuben braucht, damit alle Beschwerden verschwinden, gibt es nicht und wird es nie geben.

Viele schlucken an Beruhigungs- und Betäubungsmitteln alles, was sich auftreiben läßt, und zwar sehr oft ohne zwingenden Grund. Die Vermischung dieser Substanzen mit den im Organismus selbst produzierten lebensfeindlichen Stoffen entzieht sich jeder Kontrolle. Neue Krankheiten, deren Ursprung verwischt ist, treten auf, und zuletzt ist nicht einmal die wirkliche Todesursache festzustellen. Der »Segen« unseres hohen Lebensstandards ist zweifelhaft geworden.

Das billige Auslöschen von Mißstimmungen, Schmerzen und störenden Symptomen wird weit übertrieben. Hier fehlt die menschliche Reife, die Erfahrung im Umgang mit der Schattenseite des Lebens. Dazu gehört auch das Fertigwerden mit der Krankheit und vor allem mit der Angst. Sie gehört zu allen Zeiten zum Leben, und wer nicht mit ihr umzugehen lernt, verkümmert.

Ernährung und Krebs

Ohne Zweifel führt eine länger andauernde Fehlernährung zu einem Mangel an lebensnotwendigen Stoffen und damit zu gesundheitlichen Störungen. Je natürlicher und vitalstoffreicher die Nahrung ist, desto besser feit sie den Körper gegenüber Krebs, um so mehr werden Gesundheitsbelastungen ausgeschaltet und wird eine Steigerung der körpereigenen Abwehr gegen krankhafte Veränderungen im Organismus erzielt. Sie verhindert den vermehrten Anfall von Eiweißfäulnisprodukten und Vergiftungen. Je früher mit einer schutzstoffreichen Schonkost begonnen wird, um so weniger wird der Organismus gefährdet und um so größer sind die Aussichten für den Behandlungserfolg.

Soll der Krebs wirklich erfolgreich bekämpft werden, müssen endlich die Forderungen nach einer giftfreien und möglichst naturbelassenen Nahrung erfüllt werden. Obwohl wir uns heute leider damit abfinden müssen, daß es kaum noch Nahrungsmittel gibt, die völlig frei von Gift sind, findet man bei Menschen, die eine abwechslungsreiche und vollwertige lakto-vegetabile Kost mit genügend rechtsdrehender Milchsäure und Gärungsprodukten wählen, selten Krebs. Der Reichtum dieser Kost an natürlichen Ergänzungsstoffen ist von unschätzbarem Wert. Der im Darm freiwerdenden ungiftigen Rechtsmilchsäure kann man eine

ableitende Wirkung auf die durch Dysoxibiose erhöhte giftige Milchsäure im Organismus zuschreiben.
Erfahrungsgemäß leben magere Menschen meist länger. Es muß also darauf geachtet werden, die Kalorienzufuhr zu drosseln. Den Eiweißbedarf – pro Tag und Kilo Körpergewicht 0,5g – sollte der Krebskranke durch Pflanzen- und Milcheiweiß, z. B. durch vitalstoffreiche Vollsojaprodukte, Sanoghurt und Quark ausgleichen. Sanoghurt enthält keine chemischen Zusätze und wird laufend auf den Gehalt an Milchsäure und Milchsäurebildnern untersucht.
Das regelmäßige Einnehmen von Sanoghurt – zwei Becher über den Tag verteilt – gewährleistet, daß unser Organismus in gleichbleibender Menge Eiweißbausteine und Rechtsmilchsäure erhält. Das verbessert die Darmflora, fördert die Entgiftung und den Leberstoffwechsel, beseitigt Völlegefühl und abnorme Gasbildung, verhütet die Übersäurung des Darmes, hilft schwer spaltbare Nahrungsmittel verdauen, steigert die lymphatische Abwehr und trägt so zu einer Verbesserung der Zellatmung bei. Eine gesunde Darmflora ermöglicht das Zusammenleben ungleicher Lebewesen zu gegenseitigem Nutzen. Sie ist die beste Voraussetzung für die Bildung von körpereigenen Abwehrkräften.
Gesundes mageres Fleisch, roh oder gedünstet, enthält als Eiweißspender normalerweise keine krebserzeugenden Stoffe. Es fehlen ihm aber alle natürlichen Ergänzungsstoffe, die zur Wiedererlangung der Gesundheit notwendig sind. Fleisch, das nur wenig über dem Holzkohlenfeuer gegrillt ist, enthält in der äußeren Schicht das krebsfördernde Benzpyren.
Schweine- bzw. Mastfleisch ist wegen der dem Tierfutter beigefügten Stoffe wie Wachstumsstimulantien, Östrogene, Antibiotika, Arsen etc., die im Menschen wirksam werden, besonders für Krebskranke ungeeignet. Räucher- und Pökelwaren enthalten Phenol, Formaldehyd und Teerbe-

standteile, durch die sie ebenfalls den Krebs fördern. Das gleiche gilt für Dosenfische mit Konservierungsmitteln. Durch Erhitzen auf 200 Grad Celsius vor dem Einlegen verlieren sie zusätzlich an Wert. Frische Fische dagegen sind dem Krebskranken erlaubt, wenn sie aus sauberen Gewässern stammen.

Die tägliche Fettzufuhr sollte 50g nicht übersteigen. Zu bevorzugen sind Fette mit einem höheren Gehalt an mehrfach ungesättigten Fettsäuren, wie sie in naturbelassenen Pflanzenölen, jedoch nicht chemisch extrahierten, sondern kalt gepreßten, enthalten sind. Empfehlenswert sind Sonnenblumenöl, Maiskeimöl, Weizenkeimöl und Mohnöl.

Von den Streichfetten enthalten Vitaquell- und Eden-Margarine am meisten ungesättigte Fettsäuren. Die Butter ist wegen ihres Gehaltes an Cholesterin weniger für den Krebskranken geeignet. Zu fette Speisen, stark erhitzte Fette und Pfannengerichte jeglicher Art schaffen mit der Zeit Leberschäden und damit ein Stoffwechselchaos.

Kohlehydrate sind in hohem Maße Nährstoffe. Ihr Spitzenlieferant ist das frische Produkt aus dem ganzen Getreidekorn sowie der Vollreis. Für den Tagesbedarf genügen 300g. Die beste und wirkungsvollste, aber auch die sparsamste Getreidekost ist der Frischbrei aus selbstbereitetem Schrot oder aus Flocken. Brotgetreide und Reis, bei denen die Hülle und der Keimling entfernt und die mit Chemikalien behandelt wurden, haben ihre Vitalstoffe weitgehend verloren. Dabei geht es besonders um den Vitamin-B-Komplex-Gehalt, der in seinem organischen Zusammenhang der Krebszelle in hohem Maß fehlt. Als bestes Brot sind Vollkornbrot, Graham-, Weizenkeim-, Knäcke- und alle Reformbrote zu empfehlen. Eine angenehme Abwechslung ist der aus Vollweizenschrot, Weizenkeimen und Meersalz hergestellte Spezial-Hannopan-Keks.

Gänzlich ungeeignet für den Krebskranken sind isolierte

Kohlehydrate wie Feinmehl und Feinmehlprodukte, Weißbrot, Kuchen, Nudeln, Industriezucker und Zuckerwaren. Selbst Traubenzucker ist ungeeignet. Zur Not können einmal Rademann-Teigwaren und Schokoladen gereicht werden. Erlaubt sind Honig und Rademann-Fruchtzucker. Sie fördern den Leberstoffwechsel und die Leberentgiftung.
Durch das Kochen gehen viele Werte verloren. Deshalb sollte der Krebskranke seine Nahrung möglichst roh essen und täglich höchstens eine gekochte Mahlzeit zu sich nehmen. Frisch- oder Rohkost und Frischgemüse sollten keinen Tag fehlen. Würzen kann man mit allen Küchengewürzen wie Zwiebeln, Paprika, Schnittlauch, Petersilie, Dill, Majoran, Zitrone und Meersalz.
Von besonderem Wert sind pflanzliche Rechtsmilchsäureprodukte wie Sauerkraut, saure Bohnen und saure Gurken, möglichst aus eigenem Faß. Dem weingewohnten Patienten können, sofern kein Leberschaden vorliegt, mäßige Mengen davon über den Tag verteilt genehmigt werden. Naturreine Weine, auch Apfelwein, nicht aber Südwein, enthalten ebenfalls günstige Gärungsmilchsäure.
An Getränken sind naturreine Fruchtsäfte, ohne Zucker und Chemikalienzusätze, sowie Gemüsesäfte, Sauerkrautsaft, frische Buttermilch, kochsalzfreie Mineralwässer und Kräutertee von großem Wert. Eine Sonderstellung gebührt dem Rote-Rüben-Saft, frisch zubereitet: 1 kg Rote Rüben auspressen, drei Glas über den Tag verteilt, lange genug eingenommen, das wirkt nach Prof. Szent-Gvörgi, Dr. Ferenczi, Dr. Seeger und Dr. Schacht regenerierend auf die gestörte Zellfunktion. Es wirkt tumorhemmend und ist auch bei Leukämie angezeigt.
Die blut- und gewebeaufbauende Wirkung der Inhaltsstoffe der Roten Rübe ist in der Naturheilkunde seit dem Altertum bekannt. Mit Hilfe von elektrochemischen Messungen der Zellatmung, und zwar von Normal- und Krebs-

zellen, konnte Dr. Seeger, Berlin-Falkensee, jetzt den Beweis erbringen, daß mit diesem Naturheilstoff, dem Inhaltsstoff der Roten Rübe, die gestörte Atmung der Krebszellen eingeleitet, die giftigen Aminogruppen wegoxydiert und so der entgleiste Stoffwechsel normalisiert werden kann.

Die gleiche Wirkung entfaltet der Saft von Johanniskraut, schwarzen Johannisbeeren, roten Trauben, Holunder- und Heidelbeeren. Sie wirken auf die Bluterneuerung und enthalten lebensnotwendige Ergänzungsstoffe, die besonders bei Krebs am Schwinden sind. Alle Säfte oder Früchte können mit Sanoghurt, Vollkornbrei, Haferflocken, notfalls auch mit etwas Rotwein gemischt verabreicht werden.

Es dürfte einleuchten, daß man Krebs mit Diät allein nicht heilen kann. Sie ist aber eine vollwertige Unterstützung der jeweils notwendigen Behandlung. Selbst der Magenkrebs ist weitgehend ein Ernährungsproblem, denn er tritt um so häufiger in Erscheinung, je weniger Salat, Rohkost, Obst und Frischgemüse gegessen werden. Es gilt als sicher, daß eine natürliche, vitalstoffreiche Ernährung und die Einschränkung der Nahrungskalorien, besonders der tierischen Eiweiße und Fette, das Krebswachstum einschränken.

Ebenso sicher ist, daß eine denaturierte und chemisierte Kost, daß Teer aus Rauch und Tabak, Autoabgase, Pestizide wie chemische Bekämpfungsmittel gegen Unkraut, Vorrats- und Hygieneschädlinge, daß radiumhaltige Niederschläge und sonstige energiereiche Strahlen, die Erbdefekte hervorrufen, den Überlebensfaktor beeinträchtigen und das Krebsgeschehen fördern. Die Mehrzahl der Krebserkrankungen sind auf Ursachen zurückzuführen, die vermeidbar wären.

Es gibt Gefahren, denen gegenüber sich der einzelne durchaus zur Wehr setzen kann. Dabei kommt es auf die gesundheitsbewußte Selbstverantwortung eines jeden an, besonders aber der der Hausfrau und Mutter. Um dem langsamen Selbstmord mit Messer und Gabel zu begegnen, muß sie sich klarmachen, daß oft genug über Generationen hinweg Familienmitglieder durch familiäre falsche Eßgewohnheiten zu Schaden gekommen sind. Es muß nicht sein, daß eine wachsende Zahl von Menschen bis zu ihrem Ende furchtbar leiden. Einsicht und ernsthaftes Wollen können die Ernährung so natürlich gestalten, daß dem Krebs weitgehend Schach geboten wird.

Was in der Volks- und Erfahrungsheilkunde seit Jahrtausenden bekannt ist, hat jetzt endlich die Deutsche Krebsforschungszentrale in Heidelberg bestätigt. Nach einem Bericht vom Juli 1986 geben die dortigen Krebsforscher bekannt, daß Vegetarier länger leben. Sie haben fünf Jahre lang 1904 Vegetarier getestet und festgestellt, daß keiner davon an Darmkrebs erkrankt ist. Ihre ballaststoffreiche Ernährung mit Gemüse wie z. B. Kohl hatte eine vorbeugende Wirkung entfaltet. Da Vegetarier kaum tierische Fette zu sich nehmen, waren die Blutfette (Cholesterin) der Untersuchten und ihr Blutdruck niedriger als bei anderen Bürgern. Dadurch kamen Herzinfarkte und Schlaganfälle selten bei ihnen vor. Insgesamt traten bei diesen Vegetariern nur 37 % der statistisch erwarteten Todesfälle ein.

Die Notwendigkeit einer vitalstoffreichen Ernährung

a) **Eiweiß, Fette, Kohlehydrate**

Auf die Notwendigkeit einer vitalstoffreichen Ernährung kann nicht eindringlich genug hingewiesen werden. Ihre Hauptnährstoffe können einander in der Energieproduktion weitgehend vertreten. Die Gesamtstoffbilanz der chemischen Elemente muß selbstverständlich ausgeglichen sein. Kohlenstoff und Wasserstoff sind in allen Nahrungsmitteln enthalten, Sauerstoff ist in der Atemluft vorhanden. Der Organismus kann diese Elemente aber nicht in freiem Zustand verwenden, sie müssen erst in Beziehung zueinander gesetzt werden.

Diese Vorarbeit leistet zum größten Teil die Sonnenenergie, wobei die Vorgänge der Stoffbildung vorwiegend an die blattgrünhaltigen Pflanzenzellen gebunden sind. Dieser grüne Pflanzenfarbstoff, das Chlorophyll, spielt eine grundlegende Rolle im Leben, zumal es sich in seinem Aufbau nur wenig von dem roten Blutfarbstoff des Menschen unterscheidet.

Der Eiweißbedarf des Menschen beträgt pro Tag und kg Körpergewicht (bis 70 kg) 0,4 bis 1,0 g. Voraussetzung ist, daß es gut verdaulich und hochwertig ist. Es ist in pflanzlicher und tierischer Nahrung zu finden. Eine übermäßige Eiweißzufuhr führt zu einer Vermehrung der inneren Ar-

beit des Organismus. Abgesehen davon ist die Wirkung giftiger Stoffwechselprodukte aus tierischem Eiweiß weit größer als von Pflanzeneiweiß.
Der optimale Fettbedarf des Menschen beträgt täglich etwa 1 g pro 1 kg Körpergewicht (bis 70 kg). Bei den Fetten unterscheidet man zwischen gesättigten und ungesättigten bzw. hochungesättigten Fettsäuren. Von den hochungesättigten Fettsäuren nimmt man an, daß sie zur Normalisierung des Cholesterinstoffwechsels beitragen. Leider werden sie durch technische Herstellungsverfahren oft in gesättigte Fettsäuren umgewandelt. Für eine gesunde Ernährung sollten daher kalt gepreßte Öle wie z. B. Sonnenblumenöl, Maiskeimöl, Weizenkeimöl, Distelöl oder Mohnöl Verwendung finden.
Feste Nahrungsfette sind weniger reich an hochungesättigten Fettsäuren. Von den Streichfetten enthalten Vitaquell- und Eden-Margarine am meisten ungesättigte Fettsäuren.
Das mit der Nahrung zugeführte Fett zirkuliert in Form feinster Tröpfchen im Blut. Im Überschuß zugeführt, wird es im Unterhautzellengewebe abgelagert und stört dort die Sauerstoffversorgung. Die Erfahrung lehrt, daß die meisten Herzinfarkte und Hirnblutungen 4–5 Stunden nach einer besonders fettreichen Nahrung auftreten. Neben dem übermäßigen Fettgehalt im Blut sind aber als Folge einer Störung der Fettklärung im Blut und in der Leber noch andere Vorgänge und Stoffe wirksam.
Die Kohlehydrate sind wie die Fette vorwiegend Heizmaterial. Zwar geben die Fette bei der Verbrennung mehr Wärme ab. Aber das ist nicht der allein entscheidende Maßstab für Wertigkeit und besagt auch nicht, daß Kohlehydrate sich nicht doch in höherem Grade zu Nährstoffen eignen. Wir entnehmen die Kohlehydrate vorwiegend der Pflanzenkost. An ihrer Spitze steht das frische Produkt des ganzen Getreidekorns. Das ist leicht verdaubar und hinter-

läßt bei der Verbrennung zu Kohlenstoff und Wasserstoff keine Schlacken. Nach seiner Umwandlung in der Leber wird es dort als Glykogen gespeichert. Dieses wird von der Leber zur Regulierung des Blutzuckerspiegels geliefert und ist die Energiequelle für die Muskeltätigkeit.
Der Pflanzenesser bezieht seine Energie aus erster Hand. Dagegen erhält der Fleischesser seine zum Tierleib gewordene Pflanzennahrung unter recht wesentlicher Verwandlung aus zweiter Hand. Die Ansicht, daß eine vegetabile, vitalstoffreiche Kost Unterernährung bedeutet, hat sich als Fabel erwiesen. Es gibt aber kein Gebiet, auf dem die Macht der Gewohnheit so groß ist wie auf dem Gebiet der Ernährung. Die Änderung einer Gewohnheit, die Notwendigkeit, einen Menschen aus gesundheitlichen Rücksichten anders zu ernähren, löst oft heftigste Opposition aus. Sie wird zu einem Kapitalunternehmen, denn man findet nur wenige aufgeschlossene Menschen, die sich vom Zwang der Sitte und der Gewohnheit freizumachen vermögen.

b) **Ausschaltung unnötiger Wertminderung bei Konservierung**

Eine vitalstoffreiche Ernährung fordert aber auch eine sinnvolle Zusammensetzung aller Nährwertträger sowie die Ausschaltung unnötiger Wertminderungen. Jede Nahrung, die länger als unbedingt notwendig erhitzt wird, unterliegt einer zunehmenden Wertminderung. Durch die Vernichtung lebensnotwendiger Mineralien, Vitamine und Fermente kommt es auch zu Geschmacksveränderungen, die durch den Ausfall des natürlichen Aromas die Zugabe von Gewürzen notwendig macht. Das richtige Würzen ist eine Kunst für sich, erschöpft sich jedoch meist im Pfeffern und Salzen, wo doch zahlreiche Gewürzkräuter zur Verfügung stehen.

Erhitzen sollte man nur, was unbedingt erhitzt werden muß. Kurz und hoch erhitzt, ist oft weniger nachteilig als langes Kochen. Das Dünsten im eigenen Saft ist zu bevorzugen. Die neutralsten Töpfe sind feuerfestes Glas, Chromargan, Emaille und zum Dünsten im Backofen Steingut und Porzellan. Chemikalien, die dem Spülwasser zugesetzt werden, haften fest an Topf und Teller und erzeugen Magen- und Darmbeschwerden. Kleintiere und Pflanzen können daran zugrunde gehen.
Was das Konservieren betrifft, so sind die natürlichen Methoden, nämlich das Trocknen und das richtige, frostfreie Lagern im Keller oder auf dem Dachboden, altbewährt. Frische Gartenprodukte können für den Gebrauch im Winter gut geschützt im Garten oder im Keller eingeschlagen werden. Bei der Kühllagerung und beim Einfrieren bleiben viele Werte erhalten. Außerdem ersetzt dies die Konservendose mit all ihren Nachteilen.
Tiefkühlfertiggerichte sind aber mit Frischkost nicht gleichzustellen, da sie 1–3 Minuten gespanntem Dampf ausgesetzt werden, bevor sie in den Handel kommen. Besser als das Einfrieren ist das Einsäuern, wie es bei Sauerkraut, Bohnen und Gurken geschieht. Durch die Gärung bleiben die notwendigen Fermente erhalten.
Bei der Konservierung sollte man den Jahresbedarf nicht überschreiten. Eine verantwortungsbewußte Hausfrau wird niemals im Mai an Stelle von frischem Gemüse Konserven vom vergangenen Jahr auf den Tisch bringen.

c) **Das Wertvolle bei Salat, Gemüse, Früchten, Körnern, Nüssen**

Das Wertvollste an den Salaten und Gemüsen ist das eisenhaltige Eiweiß im Blattgrün, ferner sind es die basischen Salze und die darmreinigenden Zellulosen. Kunstdünger machen das Gemüse wasserreich, aber arm an Vitalstoffen

und Aroma. Daher sollte man beim Anbau mehr Wert auf die Versorgung des Bodens mit Mineralien legen.
Früchte sollen nur verzehrt werden, wenn sie richtig reif sind. Solche, die mit Hilfe von Pestiziden scheinbar fehlerfrei herangezüchtet worden sind, sollte man nicht essen, zumindest sollten die Stellen, wo Stengel und Blüte sitzen, ausgeschnitten werden, um Gifte, die sich dort besonders anhäufen, zu entfernen.
Von den Körnerfrüchten kennt die Hausfrau meist nur noch den weißen Mehlstaub. Verarbeitet erscheint er, immer anders gewürzt, jeweils unter anderem Namen und ist doch immer nur derselbe an Nährstoffen arme Stärkekleister, der mit der Zeit zu schweren Ernährungsstörungen führt. Dagegen ist der richtig zubereitete Frischbrei aus Weizen-, Roggen- oder Gerstenschrot die einfachste, vollwertigste, wirkungsvollste und sparsamste Form der Getreideverwertung. Frischer Schrot läßt sich mit der Kaffeemühle herstellen. Dabei kommt es zu keinem Lagerverlust.
Haferflocken eignen sich am besten zum Rohessen. Durch ihren hohen Eiweiß- und Fettgehalt werden sie zum Kraftspender für Dauerleistungen. Als Zutaten können geriebenes oder fein geschnittenes Obst, gemahlene Nüsse oder Nußmus, Sanoghurt, Buttermilch, Honig, Rübenkraut oder Rohzucker verwendet werden.
Ein kaum zu übertreffender Energiespender ist reifer Mohnsamen. Er enthält keine Spur von Opium, das nur in der unreifen Pflanze zu finden ist. Mohnsamen ist die einzige stark alkalische Samenfrucht. Am besten schmeckt er gemahlen mit etwas Butter zu Pellkartoffeln.
Von den Nüssen ist die Haselnuß die wertvollste. Sie ist sehr reich an Eiweiß und Fett. Die Edelkastanien sind eine stärkemehlhaltige Baumfrucht, die ebenfalls sehr gut roh gegessen werden kann. Beim Rösten oder Dünsten vergesse man nicht, sie vorher quer und ringsherum zu ritzen,

weil man sie dann im warmen Zustand leichter schälen kann. Als Brei schmeckt sie sehr gut zu Rosenkohl.

d) **Fleisch, Milch**

Fleisch kann nicht Hauptkost, sondern nur Beilage sein. Es ist fast ausschließlich Eiweißspender, dabei arm an Vitalstoffen, außerdem mit tierischen Stoffwechselschlacken angereichert und nicht frei von Hormonen und Umweltgiften. Die Milch ist körperwarm am vollwertigsten, ihr Eiweiß hochwertiger als das des Muskelfleisches. Von Natur aus ist sie für den Säugling gleicher Art bestimmt, und zwar bis zur Ausbildung der Zähne.

Für den Erwachsenen ist geschlagener Rahm, Sanoghurt, Quark, Sauerrahmbutter, Buttermilch, Rahmkäse und fettarmer Käse, alles mit Maßen genossen, am besten. Gesäuerte Ziegenmilch ist reicher an Spurenelementen als Kuhmilch.

e) **Eier, scharfe Gewürze, Salz**

Eier sind am wertvollsten in der Legeperiode und wenn sie von Hühnern mit freiem Auslauf kommen. Durch Kochen und Backen werden sie teilweise entwertet. Zwei Eier am Tag sollten eine Ausnahme sein. Eine gute Eierspeise ist das geschlagene Eigelb mit etwas Honig und Zitrone.

Scharfe Gewürze sind bei allen erstklassigen Speisen überflüssig. Dort, wo sie notwendig scheinen, liegt es an dem faden Geschmack einer weniger wertvollen Speise oder an dem überreizten, irregeleiteten Geschmacksempfinden. Unsere einheimischen Küchenkräuter und Gewürze genügen.

Auf die Dauer untragbar ist der übermäßige Kochsalzverbrauch. Er schädigt den Körper in hohem Maß, erzeugt quälenden Durst und führt so zu Alkoholmißbrauch. Der Tagesbedarf an Kochsalz wird meist schon mit dem im Brot enthaltenen Salz gedeckt. Bekömmlicher ist Sellerie-, Kräuter- oder Meersalz.

f) **Honig**

Jahrtausende lang war der Honig, den die Biene aus dem Nektar der Blüten herstellt, das einzige reine Süß, das dem Menschen zur Verfügung stand. Der Honig unterliegt keinem Umwandlungsprozeß im Magen-Darm-Trakt wie andere Zuckerarten. Die Biene hat ihn bereits in einfachen Zucker, in Dextrose und Lävulose, umgewandelt. Die Dextrose wird vom Körper am schnellsten aufgenommen, während die Lävulose den Stand des Blutzuckers so reguliert, wie es dem Körper am zuträglichsten ist. Industriezucker stört auch die Sauerstoffverwertung und die Oxydation, was die Bereitschaft des Körpers für Infektionskrankheiten steigert.

Honig steht bei den natürlichen Zuckerarten an erster Stelle, sofern er nicht über 35 Grad Celsius erhitzt worden ist. Er enthält zudem Mineralien, und zwar ungefähr in der den körperlichen Bedürfnissen entsprechenden Verteilung. Sie stammen aus dem Boden, auf dem die nektarspendende Pflanze wächst, und konzentrieren sich im Nektar, jener Grundsubstanz, aus der die Bienen den Honig machen.

Da der Blütenstaub vieler Pflanzen dazu noch einen hohen Vitamingehalt hat, wird der Honig als hervorragendes Naturprodukt zugleich zu einem wertvollen Vitaminträger, während Industriezucker ein Vitaminräuber ist. Dabei steht fest, daß die Vitamine sich im Honig vorzüglich halten, während dies bei Gemüsen und Früchten nicht in gleichem Maß der Fall ist, da diese sie durch Lagerung erheblich einbüßen.

So ist Honig durch seinen reichen Gehalt an aufbauwichtigen Stoffen, an Fermenten, Proteinen, Fetten und verschiedenen Kohlehydraten ein wertvolles Nahrungsmittel, ein

rascher Energiespender, ein Lebenselexier von der Wiege bis zur Bahre. Er steigert die Leistung und die Ausdauer. Seine gesundheitsfördernde Wirkung ist größer, als wir annehmen.
Hinzu kommt noch, daß Honig ein Feind gesundheitsschädigender Bakterien ist. Es ist erwiesen, daß Bakterien nicht gedeihen, wo Honig ist. Er ist Kaliumspender, und Kalium entzieht den Bakterien die Feuchtigkeit, ohne die sie nicht existieren können.
Der Bakteriologe Dr. W. G. Sackelt (Bulletin Nr. 252) verteilte verschiedene Krankheitserreger auf einen Boden aus reinem Honig und stellte fest, daß schon nach wenigen Stunden sämtliche Bakterien eingingen. Typhusbazillen starben innerhalb von 48 Stunden, A und B typhosus schon nach 24 Stunden, eine weitere Art, die in Darmexkrementen sowie in Wasser gefunden wird, bereits nach fünf Stunden. Bakterien, die Lungenentzündung hervorrufen, waren am vierten Tag tot. Ebenso erging es den Erregern von Bauch- und Rippenfellentzündung und von eitrigen Abszessen. Ruhrbakterien wurden in zehn Stunden vernichtet. Die gleichen Ergebnisse brachten Versuche, die von vielen anderen Fachleuten vorgenommen wurden.
Honig ist imstande, Mangelkrankheiten und Lücken in der Ernährung auszugleichen. Sein direkter Übergang ins Blut macht ihn zu einer wahren Herznahrung. Er stärkt den Kreislauf, schont die Leber, wirkt auf die Vermehrung der roten Blutkörperchen, fördert den heilenden Lymphstrom und die Gewebsneubildung. Durch seine rasche Aufnahme verhindert er die Entstehung von Gärungen und wirkt mild abführend. Selbst bei unstillbarem Schwangerschaftserbrechen bewährt er sich oft.
In der Wund- und Geschwürbehandlung wirkt er desinfizierend, bei Hautverbrennungen lindern Honigwasserumschläge die qualvollen Schmerzen, er verhütet Blasen-

bildung und beschleunigt die Heilung. Bei chronischem Schnupfen, Heufieber und Erkrankung der Atmungsorgane hat sich der Honig gut bewährt. Das Kauen von Bienenwaben beseitigt oft den Fließschnupfen innerhalb von Minuten.

Bettnässer sind fast immer nervöse Kinder. Vor dem Schlafengehen wirkt ein Teelöffel Honig beruhigend, so daß er ein gutes Schlafmittel ist. Da Honig Flüssigkeit im Körper des Kindes anzieht, für die Dauer des Schlafes einbehält und die Nieren schont, wird er zu einem vorzüglichen Mittel gegen das Bettnässen.

g) **Falsche Ernährung. Basische und saure Kost**

Nahrung und Oxydationskapazität bestimmen die Leistungsfähigkeit des Gewebes und damit die Gesundheit. Für das Maß ausreichender Nahrungsaufnahme ist ein gesunder Menschenverstand vonnöten. Dabei ist das gute Befinden nach einer nicht zu kalten und nicht zu heißen, gut gekauten Mahlzeit ausschlaggebend. Um aber das für die Gesundheit notwendige Gleichgewicht zu erhalten, muß die tägliche Nahrungsaufnahme auch der chemischen Zusammensetzung des menschlichen Organismus entsprechen. Diese besteht zu 80 % aus basischen und nur zu 20 % aus sauren Elementen.

Frisches Obst, Salate, Frischkost, Frischgemüse, Edelkastanien, reifer Mohnsamen, Kokosnußkerne, Steinpilze, Pfifferlinge, Trüffel, Milch und Sahne enthalten einen Überschuß an Basen. Den größten Teil davon sollte man roh essen, denn so liefern diese Lebensmittel dem Organismus die notwendigen Bau- und Schutzstoffe, und ihr Sättigungswert liegt so am höchsten. Genießt man sie nur gekocht, so wird durch die Zerstörung von wertvollen Aufbaustoffen das Hungergefühl immer größer, wodurch man leicht zu einem Vielfraß wird. Nimmt man aber mehr Nah-

rung zu sich, als der Organismus verdauen kann, so entstehen unnötige Gärungen. Es folgen Verdauungsbeschwerden und die heute in hohem Maße vorhandenen Stoffwechselstörungen.
Eine Ernährung, die vorwiegend aus den von der Kalorienlehre empfohlenen säurebildenden Nahrungsmitteln wie Fleisch, Eiern, Fisch, Fetten, Hülsenfrüchten usw. besteht, widerspricht der chemischen Zusammensetzung des menschlichen Organismus. Das gleiche gilt für die isolierten Kohlehydrate wie Feinmehl, Feinmehlprodukte, geschälten Reis, Industriezucker und Zuckerwaren. Letztere sind außerdem noch ausgesprochene Kalk- und Vitaminräuber. Auf der internationalen Tagung für die Bekämpfung der Zahnfäule in Bern 1965 kam man zu dem Ergebnis, daß die wirksamste Form der Bekämpfung der Entkalkung der Zähne und des Skeletts in einer vollwertigen Ernährung liegt. Aber trotz der in großem Ausmaß festgestellten Schäden sind Kinder ohne Schleckereien selten zu finden. Daß Karies ohne Industriezucker nicht entstehen kann, beweist ein experimentum naturae.
Im Grunde genommen gibt es kaum schwer verdauliche Speisen. Sogar die für die Verdauungssäfte schwer aufschließbaren Nahrungsmittel können durch eine entsprechende Zusammensetzung und Zubereitung zu einer Schonkost, besser gesagt zu einer vernünftigen und bekömmlichen Ernährung fürs ganze Leben werden. Somit ist die Verdaulichkeit einer Nahrung immer abhängig von der Art der Zusammensetzung und der Zubereitung. Von entscheidendem Einfluß ist dabei auch der Kauvorgang und der jeweilige Zustand der Verdauungsorgane, die durch das Hinunterschlingen von zu heißer oder eiskalter Nahrung oft genug im argen liegen.
Am Krankenbett fehl am Platz sind Pfannengerichte jeglicher Art, da überhitzte Fette Leberschäden verursachen,

ferner Schweine- und Mastfleisch, Räucher- und Pökelwaren, Konserven, Feinmehl und Feinmehlerzeugnisse sowie Produkte der Industrie, erst recht Genußgifte (Kaffee, Tabak, Alkohol) und übermäßige Kochsalzzufuhr. Besonders bei Kreislauf- und Nierenschäden ist eine Basenüberschußnahrung notwendig. Der Magenkranke kann außer Spinat alle Gemüse, sogar Sauerkraut, vertragen, wenn sie keinen Mehlkleister enthalten und in der richtigen Zusammensetzung verabreicht werden.

h) **Vitamine**

Weder Mensch noch Tier können allein mit Eiweiß, Fett, Kohlehydraten und Mineralsalzen auskommen. Das Vorhandensein jener Stoffe ist erforderlich, deren Fehlen durch Mangelsymptome erkennbar ist und bestimmte Krankheiten entstehen läßt. Wegen ihrer Notwendigkeit für das Leben (Vita) nennt man sie Vitamine. Sie entstehen unter der Einwirkung der Sonnenstrahlen in Pflanzen, Früchten und Wurzeln, werden mit der Nahrung zugeführt und können im Körper gespeichert werden. Die im Frühjahr einsetzende allgemeine Müdigkeit und Abspannung dürfte eine Folge davon sein, daß uns im Winter vitaminreiche Gemüse, Salate und Obstsorten nicht so reichlich zur Verfügung stehen. Bei normalen Lebensbedingungen treten aber keine Mangelkrankheiten auf.

Der Bedarf an Vitaminen ist großen Schwankungen unterworfen und richtet sich nach Lebensalter, Geschlecht, Gesundheitszustand, Umwelt und Beschäftigung. Da die Vitamine von besonderer Wichtigkeit für das Wachstum und die Gewichtszunahme sind, ist es verständlich, daß ihr Fehlen während der frühen Entwicklungsperioden und in der Kindheit zu schweren Stoffwechselstörungen führen muß. Für schwangere Frauen und bei Neigung zu Krämpfen ist eine vitaminreiche Kost besonders notwendig.

Der gesunde Mensch braucht Vitamine, erst recht der kranke, besonders bei Magen- und Darmerkrankungen und bei fieberhaften Krankheiten. Vitamine, Mineralien und Nährstoffe bilden ein biologisches Ganzes. Nur die richtige Zusammensetzung macht Kranke gesund und erhält Gesunden ihr Wohlbefinden.

VII

Die Wirkung der einzelnen Vitamine nach dem Alphabet

Die Wirkung der einzelnen Vitamine nach dem Alphabet

Vitamin A und A2 (D)

Vitamin A hat eine tiefgreifende Beziehung zum Epithel der obersten Zellschicht. Damit wird es zum Schutz für die Unversehrtheit der Urform aller Gewebe. Wenn dieser entfällt oder die schützende Decke verletzt wird, entsteht eine Eingangspforte für die Krankheitserreger. So ist das Vitamin A ein »Antiinfektions«-Vitamin. Es verhindert das Austrocknen und Verhornen des Epithels, wirkt gegen krankhafte Veränderungen der Augen, Haare, Nägel, Schleimhäute und im Mund, hilft Magen, Darm, Gallen- und Harnwegen, bei Schilddrüsenüberfunktion und Magersucht, fördert auch das Wachstum.

Wir finden Vitamin A vorwiegend in Kopfsalat, Spinat, Karotten, Brunnenkresse, Hagebutten, Grünkohl, Petersilie, Mangold, Tomaten, Rosenkohl, Aprikosen, Heidelbeeren, Brombeeren, Pfirsichen, Kirschen, Fettkäse, fetter Vollmilch, Sahne, Butter, Eidotter und besonders in der Leber von fettreichen Fischen wie Wal und Heilbutt.

Daß Vitamin A in zwei Wirkstoffe zerfällt, zeigt uns die Milch. Bei längerem Kochen unter Zutritt von Luft verliert sie ihre vorbeugende Wirkung gegenüber Augenkrankheiten, doch scheint die Wirkung gegenüber Rachitis nicht aufgehoben zu werden. Dieser zweite Teil, A2, den man auch D nennt, ist für die normale Skelettentwicklung notwendig. Er scheint sich unter der Einwirkung des Sonnenlichts zu bilden. Nahrungsmittel, die ihn in fertigem Zustand nicht enthalten, können ihn in sich erzeugen, wenn sie dem Sonnenlicht, besonders den ultravioletten Strahlen des Lichtes, ausgesetzt werden. Die Kinder in der Arktis erkranken trotz mangelnder ultravioletter Bestrahlung nicht an Rachitis, weil sie in ihrer Nahrung das fertige, in den Fischen enthaltene Vitamin D zu sich nehmen.

Die Wirkung von Vitamin D liegt in der vermehrten oder verbesserten Aufnahme von Kalk und Phosphor im Darm. Umgekehrt bewirkt Vitamin-D-Mangel eine ungenügende Aufnahmefähigkeit der Darmwandepithelien für Kalk und Phosphor, wodurch eine negative Kalk-Phosphorbildung entsteht, zumal die Kalkausscheidung um so höher wird, je geringer der Kalkgehalt der Nahrung ist. Vitamin D beherrscht den Kalkstoffwechsel des Skelettsystems. Es ist zur Bildung des Knochenaufbaus unentbehrlich.

Vitamin D und die Nebenschilddrüse regulieren den Kalk- und Phosphorstoffwechsel im Organismus. Es besteht hier auch eine Verbindung zur Nebennierenrinde insofern, als diese ebenfalls die Demineralisation des Körpers an Kalk und Phosphor überwacht. Im gleichen Sinn ist der Hypophysenvorderlappen mit einzubeziehen. Ausfall oder Unterfunktion der Nebenschilddrüsen führen zum Absinken des Kalkgehaltes im Blut bei gleichzeitig starkem Anstieg des Phosphorgehaltes im Serum. Die dadurch entstehenden Krämpfe können meist mit einem Vitamin-D-Stoß in Kürze beseitigt werden. Nur in Verbindung mit Vitamin A entfaltet es seine gesunderhaltende Wirkung. Ein Minderangebot in der Nahrung der Mutter soll zu Fehlgeburten oder zu Frühgeburten führen.

Das fertige Vitamin D ist im Thunfisch- und Heilbuttleberöl enthalten, ferner in allen bei Vitamin A genannten pflanzlichen Nahrungsmitteln. Hier erscheint es unter der Einwirkung des Sonnenlichtes.

Vitamin B

Vitamin B ist wasserlöslich. Bei seinem Mangel versiegt die Salzsäuresekretion im Magen. Im Darm tritt dann eine Stauung auf, da die Drüsen und Muskeln eine unterwertige Arbeit leisten. Die hierdurch bedingte Aufnahmestörung verursacht eine allgemeine Gewichtsabnahme. Auch Vitamin B ist kein einheitlicher Stoff, sondern besteht aus mehreren Wirkstoffen. Durch das im Haushalt übliche Dämpfen und Zubereiten der Speisen wird der Vitamin-B-Gehalt erheblich herabgesetzt. Bei gleichzeitigem Zusatz von Natriumcarbonat, wie es öfter bei Gemüsen geschieht, wird das Vitamin B zerstört.

Vitamin B1 verstärkt die Insulinwirkung und beeinflußt die hormonelle Funktion der Bauchspeicheldrüse, wahrscheinlich auf dem Weg über den Parasympathikus. Es gleicht den Glykogengehalt der Leber aus, indem es eine durch die Bauchspeicheldrüsenerkrankung hervorgerufene Verarmung der Leber an Glykogen mit Hilfe einer verstärkten Insulinwirkung verhindert. Andererseits entfaltet es bei gesättigtem Glykogenstand der Leber eine kontrainsuläre Wirkung zur Entleerung der Glykogenvorräte der Leber. B1 verursacht also eine Senkung des Blutzuckerspiegels und läßt den Glykogenvorrat der Leber zunehmen. Es greift in den fermentativen Abbau ein, aktiviert den Nukleinstoffwechsel, schaltet sich in den Fettstoffwechsel ein, indem der Organismus in Gegenwart von B1 bei fettarmer Nahrung imstande sein soll, Kohlehydrate in Fett umzuformen. Bei Mangel an Vitamin B1 häufen sich intermediäre Stoffwechselprodukte an, speziell im Nerven- und Muskelgewebe. Sie sind giftig und schädigen aufs schwerste den Kohlehydratstoffwechsel. Auch der Purinstoffwechsel wird betroffen, und es entstehen bestimmte Folgen für Nerven, Muskeln und Herz. Bei den Nerven kommt es zum Zerfall der Markscheide, zu einem Übergang von Mark in Fett und zu einer Wucherung der Kerne der Schwannschen Scheide. Der Muskel erkrankt durch eine Vakuolisierung, durch Einschmelzung der Fasern sowie durch eine Wucherung der Sarkolemmkerne. Durch diesen gleichzeitigen Angriff auf Nerv und Muskel kommt es als Folge der Degeneration von Nerven- und Muskelgewebe zu Lähmungserscheinungen und Bewegungsstörungen. Aus diesem Teilgeschehen formt sich das klinische Gesamtbild je nach dem Grad des Vitamin-B-Mangels, bis schließlich das vollentwickelte Bild der B-1-Avitaminose vorliegt, das unter dem Namen Beriberi bekannt ist.

Unter dem starken Einfluß und dem mächtigen Ansehen von Louis Pasteur und Robert Koch glaubte man zunächst, daß Beriberi eine Bazillenerkrankung sei. Eine Klärung brachte erst 1906 die Veröffentlichung des hervorragenden Biochemikers G. Hopkin, des Nobelpreisträgers für die Entdeckung der Vitamine, wonach Beriberi bei solchen Kranken auftrat, denen polierter Reis als Nahrung verabreicht worden war, für die also unpolierter Reis nicht gut genug erschien. Die Reiskleie enthält aber den für die Gesundheit unentbehrlichen Stoff. Hopkin sagte einmal: »Alles, was ich jemals über Vitamine gelernt habe, und auch jedes neu entdeckte Vitamin, erinnert mich nur daran, wieviel ich nicht weiß. Vitamine sind eher Verbündete des Nichtwissens als des Wissens.«

Vitamin B1 finden wir in Bierhefe, Weizenkeimen, Bäckerhefe, Roggenkeimen, Erbsen, Hafer, Gerste, Hasel- und Walnuß, Vollkornbrot und Gemüse.

Vitamin B2 soll von größtem Einfluß auf die Zellatmung sein und eine entscheidende Wirkung im Gesamtorganismus entfalten. Es wird als Wachstumsfaktor bezeichnet und steigert die Abwehrkräfte des Körpers. Bei Diabetes setzt es den erhöhten Blutzucker herab, schützt den Glykogenbestand der Leber und hat einen guten Einfluß auf die hyperchrome Anämie. Es ist in den gleichen Nahrungsmitteln zu finden, in denen Vitamin B1 vorhanden ist.

Vitamin B6: Die Wirkungsform im Organismus ist das Pyridoxal, das als Phosphorsäureester das Co-Ferment zahlreicher Enzyme darstellt, die wiederum im Eiweißstoffwechsel eine große Rolle spielen. Mangelerscheinungen bei Menschen sind nicht bekannt.

Folsäure wird aus Spinatblättern isoliert. Der Folsäurebedarf des Menschen wird teilweise durch die Tätigkeit der Darmbakterien gedeckt. Mangelerscheinungen zeigen sich durch das Auftreten unausgereifter Erythrozyten im Blutbild. Sie treten leicht nach Gebrauch von Sulfonamiden und Antibiotika auf.

Vitamin B12: Die Erfahrung, daß die perniziöse Anämie durch frische Tierleber günstig zu beeinflussen ist, führte zu der Entdeckung von Vitamin B12, dem Cyanocobalamin, das die stärkste Antiperniziosa-Wirkung besitzen soll. Die Wirkung im Organismus beschränkt sich nicht nur auf die Entwicklung der roten Blutkörperchen, sondern greift auch in andere lebensnotwendige Stoffwechselvorgänge ein. Therapeutisch wird es bei Anämien, Neuralgien und bei Jugendlichen gegen Konzentrationsschwäche sowie zur Leistungssteigerung angewendet. Als chemisch reiner Stoff eingenommen, wird es nach Prof. H. Auterhoff sehr bald wieder mit dem Stuhl ausgeschieden.

Vitamin C

Vitamin C hat eine hohe Reduktionskraft und steht in einem direkten Verhältnis zu solchen Organen, denen wie den innersekretorischen Drüsen eine spezielle Aufgabe im Stoffwechselgeschehen zukommt. Durch seine Mitwirkung

vermag die Nebennierenrinde das Gleichgewicht zwischen der Bildung des Melaninpigmentstoffes und dem des Adrenalins zu regulieren. Tritt jedoch eine Erkrankung der Nebenniere auf, so kommt es zu einem Mangel an Adrenalin und zu einem Überangebot von Melanin bis zum Krankheitsbild des Addison.
Der große Gehalt der Nebennierenrinde an Vitamin C deutet darauf hin, daß dieses die Grundlage für die Funktionsfähigkeit des Nebennierenrindenhormons darstellt. So kann der Vitamin-C-Mangel auch eine Degeneration von Rinde und Mark der Nebenniere entstehen lassen.
Während Vitamin C allein den Blutdruck senkt, vermag es andererseits die Wirkung des Adrenalins im Sinne einer Steigerung des Blutdrucks zu erhöhen. Vitamin C ist also ein Stabilisator des Adrenalins. Auf die Schilddrüse wirkt es als Hemmschuh. Es vermindert die Einwirkung des Thyroxins auf den Sympathikus.
Auch die Hypophyse ist ein sehr Vitamin-C-reiches Organ. Es fördert die Glykoseaufnahme im Darm und beeinflußt die Insulinwirkung. Besonders angewiesen auf die Zufuhr von Vitamin C sind vor allem das Bindegewebe, die Knorpel, die Knochen, das Zahnbein, die Gefäße, die Kapillarwand zur Abdichtung und das Blut. Vitamin C aktiviert das Thrombin und beschleunigt damit die Blutgerinnung. Es fördert die Antikörperbildung und wird damit ebenfalls zu einem wichtigen Antiinfektionsvitamin. Seit alters her wußte man, daß Seefahrer, wenn sie auf ihren langen Reisen frische Nahrung entbehren mußten, leicht von Skorbut befallen wurden. Schon lange weiß man auch, daß die besten Mittel dagegen frisches Obst oder Fruchtsaft sowie frisches Gemüse sind. Kartoffeln enthalten diesen Stoff zwar in geringen Mengen, da sie aber in großen Mengen verzehrt werden, sind sie vielfach zum wichtigsten Vorbeugungsmittel geworden.

In der Kuhmilch ist der Gehalt von Vitamin C sehr wechselnd und hängt von der Art der Aufbewahrung ab. Bei Zimmertemperatur und offenem Gefäß verringert sich der Gehalt innerhalb von vier Stunden um über 50%. Der Vitamin-C-Gehalt in der Muttermilch ist doppelt so hoch. Das Vitamin C ist gegen Kochen und Dörren sehr empfindlich. Daher bekommen Flaschenkinder leicht Skorbut, wenn die Milch zu gründlich gekocht wird. Ein ganz kurzes Erwärmen ungefähr bis zum Siedepunkt wirkt weniger stark zerstörend, besonders, wenn die Luft keinen Zutritt hat. Da Milch arm an Vitamin C ist, müssen Flaschenkinder so früh wie möglich Kartoffelbrei oder Möhrenbrei als Beigabe zur Milch bekommen. Bei etwas größeren Kindern ist es klug, ihrem eigenen Begehren nach Obst nachzugeben, nicht dagegen ihrem Drang nach Süßigkeiten.
Das Aufbewahren der Milch in offenen, verkupferten oder versilberten Gefäßen hat eine stark schädigende Wirkung auf Vitamin C. Da in den Gemüsen durch Erhitzen der Vitamin-C-Gehalt bis zu 95% zerstört wird, ist es notwendig, dem Körper durch den Genuß von Salaten oder Rohkost, Radieschen, Gurken, Sauerkraut, Kartoffeln, Kohlrabi, Obst, Erdbeeren, Zitronen, Holunder, schwarzen Johannisbeeren, Hagebutten, Zwiebeln, Petersilie, Meerrettich, Paprika und Tomaten Vitamin C zuzuführen.

Vitamin E

Von Vitamin E ist anzunehmen, daß es auf die Drüsentätigkeit, besonders auf die Keimdrüsen, einwirkt. Bestimmte Beobachtungen lassen vermuten, daß es einen Einfluß auf die Fruchtbarkeit bei Mensch und Tier hat. Man nennt es deshalb auch Antisterilitätsvitamin, weil Unfruchtbarkeit durch Vitamin E behoben werden kann.
Für das Verhältnis des Vitamin E zur Hypophyse wird die Speicherung im Hypophysenvorderlappen geltend ge-

macht, auch die histologischen Veränderungen bei Vitamin-E-Mangel und vor allem auch die Erfahrung, daß Hypophysenvorderlappenextrakt die Folgen des Vitaminmangels auszugleichen vermag. Damit soll aber auch eine Einflußnahme auf die Schilddrüse zustande kommen. Nach neuesten Berichten ist Vitamin E zur normalen Entwicklung des Nervensystems nötig. Dr. Vogt-Möller weist darauf hin, daß Vitamin-E-Mangel Gewebsveränderungen im Nervensystem und in den Testikeln hervorruft. Es wird darüber hinaus bei Gefäßstörungen, Neuritiden, klimakterischen Beschwerden, Sterilität, drohendem Abort und Hauterkrankungen angewandt.
Die Haupt-Vitamin-E-Träger sind Getreidekeime, Weizenkeimöl, Vollkorn, Vollweizenbrot, Vollreis, Mais, Gerste, Hafer, Sojabohne, grünes Gemüse, Salat und Hefe.

Vitamin H

Vitamin H als Hautfaktor steht in näherer Beziehung zur Vitamin-B-Gruppe, aus der wohl auch die gemeinsame Wirkung auf Hautveränderungen zu verstehen ist. Es ist wahrscheinlich an Nahrungseiweiß gebunden, wird durch Eiweißverdauung im Magen und Darm frei und kann so durch den Darm aufgesaugt und in Leber und Niere gespeichert werden. Es findet sich im Milcheiweiß (Kasein), in Kartoffelmehl, speziell aber in der Hefe.

Vitamin K

Vitamin K spielt eine hervorragende Rolle beim Zustandekommen des Gerinnungsvorgangs im Blut. Die Voraussetzung dafür ist aber das Vorhandensein genügender Mengen Prothrombin im Blut. Wiederum ist es die Leber als die Zentrale vieler Stoffwechsel-Vorgänge und -Umsätze, in der die Darstellung des Prothrombins unter Herbeiführung des Vitamins K stattfindet. Bei ausgeprägter Leberfunk-

tions-Schädigung ist die Produktion von Prothrombin trotz genügender Vitamin-K-Zufuhr gestört.
Vitamin K wird vorwiegend durch die Darmflora produziert. Bei Aufnahmestörungen oder durch längere Verabfolgung von Antibiotika, besonders bei Neugeborenen, bei denen die Darmflora noch nicht genügend entwickelt ist, kann es daher zu Vitamin-K-Mangel kommen.
Vitamin K wird in allen grünen Blättern zusammen mit Chlorophyll angetroffen, ferner ist es in Kohl, Spinat, Tomaten und Hefe zu finden. In der Natur ist es weit verbreitet.

Vitamin P

Vitamin P garantiert die Widerstandskraft der Kapillarwand, wodurch es seine bekannte blutstillende Bedeutung erhält. Es kommt in allen Früchten vor, die reich an Vitamin C sind, so in Zitronen, Apfelsinen, Pampelmusen (Grapefruits) und Paprika. Im Darm wird es resorbiert und läßt wiederum das Vitamin C erst zur vollen Entfaltung kommen.

VIII

Wird der wahre Wert der Hochschulmedizin überschätzt?

Das makabre Spiel der Apparate-, Bestrahlungs- und Chemiemedizin

Bei meinem über sechzig Jahre langen naturheilkundlichen Wirken wurde ich fast ständig bemüht, Patienten vor einer verstümmelnden und verstrahlenden Behandlung zu bewahren oder schulmedizinisch Ungeheilten, Aufgegebenen und Alleingelassenen zu helfen. Die Stimmung dieser Menschen war stets erschütternd und von großer Enttäuschung geprägt. Sie waren mit vielen auf Versprechungen beruhenden Hoffnungen in die Klinik gegangen und glaubten auch das Recht auf eine erfolgversprechende Behandlung zu haben, verbunden mit besseren Überlebenschancen, zumindest einer besseren Lebensqualität.

Statt dessen mußten sie erleben, daß es ihnen nach all dem Schrecklichen, was sie über sich hatten ergehen lassen, nur noch schlechter ging. Da war es nicht verwunderlich, wenn diese Patienten die Frage erhoben, was denn so ein umfangreiches und hochgespieltes Medizinstudium wert ist, wenn dabei der Sinn für die einfachsten, natürlichsten und naturnotwendigsten Dinge des Lebens fehlt.

Durch die vielfältige Verzweigung bei einer Unmenge an Detailfragen stagniert ganz offensichtlich der Prozeß der Bewußtseinsentfaltung auf Kosten der Kranken, um die es geht. Je weniger die exakteste Diagnose wirklich weiterhilft, um so mehr wird sie zu einem zerfahrenen Stückwerk

einer Routineangelegenheit, zum intellektuellen Formalismus. Die Gefahr für Leben und Gesundheit durch Überspezialisierung, Übertechnisierung und Überchemikalisierung ist sehr groß.
Im übrigen entspricht die Realität, in der sich das Leben abspielt, nicht dem, wie die Hochschule sie uns darstellt, und krankhafte Veränderungen läßt der Organismus in der Harmonie seines Daseins nur dann zu, wenn die persönliche Entwicklung mit der Umwelt und dem Ursprung in Unordnung geraten ist. Der Mensch stirbt nicht an so vielen verschiedenen Krankheitsprozessen, wie allgemein angenommen wird. Fast immer sind es die gleichen Elementargefährdungen des Lebens, die gleichen Folgen der Unnatur, die es bedrohen. Der Mensch kann alt werden und gesund bleiben nur durch eine bessere Hygiene und eine vernünftige Lebensgestaltung.
Ich hatte reichlich Gelegenheit, klassische Untersuchungsergebnisse aus führenden Universitätskliniken zu studieren. Meist waren es ganze Bündel von Daten, nach deren Prognosen der Patient oft nur noch wenige Tage zu leben hatte. Nachdem die Kranken, oft nach jahrelanger Dauerbehandlung, das quälende Gewirr von Sonden, Anschlüssen an irgendwelche Apparaturen, Infusionen, Transfusionen, Operationen und sonst noch möglichen Interventionen mit angeblichen Wundermitteln nicht mehr ertragen konnten und auch die Klinik keine zuverlässige Rettung mehr anzubieten hatte, wurde dem Wunsch entsprochen, entlassen zu werden, um wenigstens in Ruhe und ohne zusätzliche Qualen sterben zu können.
Nach diesem oft jahrelangen Bemühen der Klinik sah man also dem Tod in die Augen. Offensichtlich genügen Wissen und technisches Können der Hochschulmedizin nicht in jedem Fall. Da fehlen wohl die Weisheit und die Kraft, sich über lebensferne Theorien zu erheben und sich in das Ver-

stehen der Ursprünglichkeit natürlicher Lebensvorgänge im menschlichen Organismus einzufühlen.
Kranksein und Gesundwerden sind lebendige Vorgänge, die keinen Augenblick stillstehen, die stets zu neuen Bemühungen aufrufen. Vielen Kranken kann man nur dann zum Gesundwerden verhelfen, wenn es gelingt, ihre geistigen Kräfte in jene Bahnen zu lenken, die dem gewünschten Zustand die Form geben. So zeigt es sich, daß sich bei einem ungestörten Zusammenwirken aller Möglichkeiten sämtliche Lebensäußerungen steuern lassen. Nur das Durchschauen der Zusammenhänge hat es mir ermöglicht, einer unübersehbaren Zahl an Patienten so, wie es wenige vorangestellte Darlegungen dokumentieren, unbeachtet modern-wissenschaftlicher Vorstellungen wieder zum Gesundwerden zu verhelfen.
Zur Wiederherstellung der natürlichen Ordnung bedarf es einer der Natur angepaßten Ernährungs- und Lebensgestaltung, der Förderung der Entgiftung und Ausscheidung, der Aktivierung lebenswichtiger Leistungen des körpereigenen und regenerationsfähigen Abwehrsystems. Durch die gemeinsamen Bemühungen von Behandelndem und Behandeltem in dieser Richtung ließ sich dort, wo der Organismus noch zum Einlenken in der Lage war, so mancher Tumor zum Verschwinden bringen, so manches krebsverdächtige Gewebe heilen und Neubildungen verhindern.
Für die Gralshüter der Hochschulmedizin kann nicht wahr sein, was nicht wahr sein darf. Aber mit dem Übersehen grundlegender Naturnotwendigkeiten schaut sie auch an der Lösung des Krebsproblems vorbei. Es fehlt ihr die Grundeinstellung zum wahren Arzttum, und es fehlen jene überragenden heilkundigen Persönlichkeiten, die den Typus des idealen Hausarztes darstellen. Wir brauchen keine Mammut-Versuchsanstalten, sondern Krankenhäuser, die nach einer gründlichen Reform kostensparend und trotz

Rationalisierung und Perfektion menschlicher sind, damit sie, mit viel mehr Möglichkeiten zur Förderung des Gesundwerdens ausgestattet, zu echten Stätten der Überwindung vieler Krankheiten werden.
Die heute übliche Vorstellung, man könne nur durch den Einsatz aufwendiger Apparaturen eine richtige Diagnose stellen, entspricht nicht den Tatsachen. Diese ermöglichen zwar die Erfassung der Krankheitssymptome. Aber sie führen auch leicht zu Fehleinschätzungen, die zu Fehlentscheidungen verleiten. Das Risiko trägt der Patient allein.
Gefahrvolle Belastungen durch moderne Technologien und enorme Kosten können dort eingespart werden, wo der Patient nur das klärende, beruhigende Gespräch braucht.
Selbst wenn es bei einer General-Vorsorge-Untersuchung zu keinem krankhaften Befund kommt, kann dies doch nur als ein »noch nichts« gewertet werden, weil die Voraussetzungen für die Krebsentwicklung bis zur Tumorbildung klinisch nicht erkennbar sind. Noch schlimmer ist, daß bei nicht bösartigen Gewebsreaktionen Merkmale auftreten können, die für Krebszellen charakteristisch sind.
Wenn es – oft erst nach langem Suchen mit gefahrvollen energiereichen Strahlen – gelingt, die Spitze des Berges Krankheit zu finden, wie z. B. beim Krebs den Tumor, dann kommt man oft um viele Jahre zu spät. Erst wenn der Tumor mit der zur Verfügung stehenden Apparatur sichtbar gemacht werden kann, wird er zusammen mit seiner näheren Umgebung ausgeräumt.
Im Bestrahlungsbunker stehen viele Strahlenqualitäten zur Verfügung. Sie sollen zwar jeden Tumor zerstören, für den übrigen Organismus aber angeblich unschädlich sein. Warum bringen sich dann die Akteure hinter dicken Bleiwänden in Sicherheit? Doch nur deshalb, weil sie sonst recht bald den schrecklichsten Tod erleiden würden!
Operation und Bestrahlung folgen im Krankenzimmer

hochdosierte Zellgifte. Vom Patienten bleibt schließlich nur noch ein Häufchen Elend übrig. Die Ärzte sind zufrieden, alles ausgeräumt, das Tumorgeschehen vernichtet und den Krebs »besiegt« zu haben. Wie aber soll der Mensch die damit verbundenen Qualen überwinden, wenn die den ganzen Organismus regulierende Kraft so getroffen ist, daß die Aktivierung des körpereigenen Abwehrsystems in Frage gestellt ist?
Ein oder zwei Jahre Überleben besagen nichts. Wer noch nicht vom echten Krebs befallen war, also nach dem Wahrscheinlichkeitsbefund diese harten Maßnahmen über sich ergehen ließ, lebt länger. Kein Wunder, daß besonnene Ärzte Zweifel daran hegen, ob immer richtig gehandelt wird.
Das ist das Ergebnis hundert Jahre langer, auf Zellvernichtung basierender Krebsforschung mit Millionen Tier- und Menschversuchen, die einem das Grausen lehren, und des unübersehbaren Milliardenaufwandes ohne Qualifikationsnachweis und ohne Rechtfertigung dieses Finanzaufwandes.
Dazu müssen jährlich fast 250 Milliarden DM für die Krebsvorsorgeuntersuchungen und Krankheitsleistungen allein von den Pflichtkrankenkassen aufgebracht werden. Zum Gesundwerden auf naturnahem Weg, was nur einen Bruchteil der üblichen Kosten ausmacht, zahlen diese Kassen und selbst die Deutsche Krebshilfe nichts. Nach Mitteilung des Statistischen Bundesamtes in Wiesbaden 1986 steigt die Krebssterblichkeit, obwohl sich mehr Menschen der Zellvernichtung unterziehen.
Eine ganz klare Operationsindikation scheint es nicht allzu häufig zu geben. Eine Operation kann notwendig sein. Sie kann aber auch den Funktionskreis des ganzen Menschen und seine Aktivität lahmlegen, ein Stoffwechselchaos und junge Krebsmetastasen schaffen. Das Mikroskop, das nicht

ganz recht und nicht völlig unrecht hat, kann die Weichen für den nachfolgenden Ablauf des Krebsgeschehens nicht stellen. Die sogenannte Bösartigkeit der Zelle kommt so morphologisch nicht verläßlich zum Ausdruck. Deshalb sollte man bei einem Wahrscheinlichkeitsbefund nicht gleich zu zellvernichtenden Maßnahmen greifen, die nicht aus der Sackgasse führen, sondern an den ganzen Menschen denken, an die Aktivierung aller biologischen Funktionen.

Der amerikanische Krebsforscher Prof. Dr. med. Robert Goot sagte einmal: »Es ist möglich, daß wir jede Woche einmal Krebs bekommen, und jede Woche wird der Organismus damit fertig, bis er es nicht mehr schafft.« Die Frage ist also, wer Sieger bleibt, das körpereigene und regenerationsfähige Abwehrsystem, welches die gewaltigste und treffsicherste Waffe auch gegen den Krebs ist, oder Einzel-Spezial-Maßnahmen und »Wundermittel«, die dieses eher schwächen und keinen bleibenden Erfolg ermöglichen.

An »Wundermitteln« hat es der Hochschulmedizin nie gefehlt. Gerade eben erfahren wir aus dem Nationalen Krebsinstitut in Washington USA, daß das so hochgeschätzte Interferon, das Krebs verhüten und heilen soll, die Verbreitung einer Knochenkrebserkrankung bis um das Zweiundzwanzigfache erhöht. Für dieses »Wundermittel« wurden viele Millionen bezahlt, um zu leben, doch man kaufte sich den Tod.

Ist man denn überhaupt noch glaubwürdig im Rahmen einer falsch verstandenen sozialen Heilkunde und bei dem makabren Spiel mit der höchstzulässigen Schadstoff-Gift- und Strahlenmenge, das falsch gespielt wird, wenn man die damit erzeugten Schäden, die im Sinne jeglicher Veränderung der genetischen Information der Zellen potentiell als Krebserzeuger anzusehen sind, mit extrem niedrigen Todeszahlen belegt, die bei dieser Sachlage nicht überschaubar sind? Prof. Dr. med. H. Schäfer sagt in seinem Buch »Die Medizin heute«: »Wir kämpfen um die Rettung vor dem Atomtod, aber die Bedrohung unserer Gesundheit durch atomare Versuche liegt noch unter dem Prozentsatz der Strahlenschäden, welche medizinisch erzeugt werden.« In dem Kernkraftwerk Neckarwestheim-Gemmrigheim z. B. signalisierten die Überwachungsgeräte radioaktive Strahlen. Nach eingehender Untersuchung stellte man fest, daß die Kontamination von außen eingeschleppt war. Ein Mitarbeiter, bei dem am Morgen in der Klinik ein Gehirn-Szintigramm mit Technikum 99 m gemacht worden war, hatte das Warnsystem in Gang gesetzt. Auf zehn Meter Entfernung konnte man feststellen, daß der Mitarbeiter dadurch von Kopf bis Rumpf strahlenverseucht war. Demzufolge mußte er das Werk verlassen. Der Mann durfte zur Familie mit Kindern nach Hause gehen. Es scheint sich niemand dafür zu interessieren, was aus dieser durch den Strahleneinfluß wird!

Bedenken wir: Leben ist Energie. Im Organismus eines erwachsenen Menschen werden in jeder Minute ca. zehn Millionen Zellen gebildet und in der gleichen Zeit sterben genauso viele ab. Bei diesem ungeheuren und zugleich wundervollen Vorgang befinden sich ständig eine Milliarde Zellen im Bau. Im Laufe von 24 Stunden haben sich ca. 20 Milliarden Zellen in das große, sich selbst erhaltende System eingefügt.

Hier wirken pausenlos die gleichen atomaren Kräfte wie im All, nur mit dem Unterschied, daß die geringe, fein abgestufte Dosierung gerade ausreicht, Pflanzen, Tiere und Menschen wachsen und leben zu lassen. Doch durch den maßlosen Einsatz moderner Technologien, die Bündelung und Ballung atomarer Kräfte, gerät der sensibel abgestimmte Zellstoffwechselplan aus seinem natürlichen Rhythmus. Zumindest kommt es zu einer vorzeitigen Alterung der Zellen. Dem folgt die Zellkernerregung in Richtung Krebs. Den Schaden erleidet der ganze Organismus, aber nicht sofort sichtbar. Die degenerativen Veränderungen nehmen ihren verhängnisvollen Lauf.

Die Weisheit der Natur

Die Tragödie unserer Tage, die darin besteht, das Leiden zu vertiefen und Leben zu verkürzen, nimmt ihren Lauf. Im Habenwollen aus innerer Leere, angezogen vom Extravaganten, eingepfercht zwischen Produktion und Konsum, genießt der Mensch seine Freiheit im reklamevorgeschriebenen Stil. Er »wird« gelebt. Anstatt sein Leben vorbeugend gesünder und glücklicher zu gestalten, pflegt er in bequemer Hingabe den Gedanken, notfalls könne er sich ja immer noch operieren lassen.

Daß fundamentale Lehrsätze der modernen Wissenschaft erheblich in Zweifel gezogen werden müssen, will sie selbst nicht wahrhaben, obwohl sie sich der Schmach des Unsicherheitsprinzips und der Hilflosigkeit beugen muß. Wenn nicht Vernunft und Einsicht, Würde und kritisches Denken im Einklang mit der Weisheit der Natur der Fehlentwicklung unserer Zeit ein Ende setzen, wird sich diese Krise noch verschärfen. Was wir wirklich brauchen, ist eine ehrliche, wache und bewußte Erkenntnis, damit uns der Zugang zu uns selbst und der Wirklichkeit nicht ganz verstellt wird. Im Grunde wird der Kampf um das Leben und die Gesundheit zum größten Teil außerhalb der Medizin gewonnen oder verloren. Die Gesundheit ist gar nicht so teuer. Meist kostet sie nicht mehr als Vernunft, Selbstdisziplin und Ver-

zicht. Sie muß als Leistung verstanden werden. Die Quellen des Helfens und Heilens birgt die Natur in sich selbst. Die große Vernunft im Organismus wirkt viel weiser, als sich exakt wissenschaftlich messen und verwirklichen läßt. Es gibt sehr viele Möglichkeiten zum Gesundwerden, die aber nicht in den engen Rahmen der Schulmedizin passen. Sie werden von dieser als unwissenschaftlich oder gar als Kurpfuscherei abgetan, während sie selbst tagein, tagaus erbarmungslos der Natur ins Handwerk pfuscht, was als modern-wissenschaftliche Exaktheit deklariert wird. Darüber kann man sich nur wundern.
Genauso schwer zu verstehen ist, daß es vielen Schulmedizinern nicht gelingt, die zeitlos gültigen Weisheiten der Natur zu respektieren und neue Aspekte mit diesen in Einklang zu bringen. Die tiefe Kluft, die zwischen Lehre und Leben klafft, ist sehr schwer zu überwinden.
Man kann nicht auf der einen Seite ein moderner Mediziner sein und auf der anderen Seite dem Arzt von großem Format folgen, der sich über vieles hinwegsetzt, was ihn die Hochschule gelehrt hat. Nur derjenige Arzt, dem es gelingt, das Krankheitsbild und Heilungsgeschehen angemessen zu erfassen, ist in der Lage, einem Vorbild zu folgen, dem die Natur die Gnade des großen Arztes verliehen hat. Wie die Erfahrung lehrt, möchten viele ein solcher sein, aber nur ganz wenige schaffen es, sich zur Freiheit der unmittelbaren Intuition durchzuringen. Nur ein neuer, kritischer Geist erkennt das Vorbeiprogrammieren an Leben und Gesundheit im Rahmen einer falsch verstandenen sozialen Heilkunde als ein großes Unglück.
Die Natur selbst findet immer Wege, Schäden auszugleichen. Ihre großen Heilmittel sind Entzündung und Fieber. Die Entzündung ist die Reaktion auf Schädigungen und die Folge, das Fieber, ist die Auswirkung erhöhter Verbrennung und Ausscheidung. Bei den meisten akuten Erkran-

kungen genügt dieser natürliche Heilungsvorgang. Dabei entwickelt der Organismus Antikörper, aber auch Schutzstoffe, die Bakterien oder Viren erkennen und ihn gegen Fremdeinwirkung verteidigen.

Wenn die Natur allein mit der Entzündung nicht fertig wird, weil die Belastung des Organismus das tragbare Maß überschritten hat, sollte der Arzt versuchen, die Entzündung mit Mitteln zu beheben, die der Natur angepaßt sind und das natürliche Heilungsbestreben unterstützen, damit es erst gar nicht zu einer schweren Störung kommt. Leider wird bei dem heute üblichen Bakteriendenken der natürliche Zusammenhang übersehen. Man sieht das Fieber nur noch als eine Reaktion auf Mikroben, die man ohne Gespür für das Wunder des Lebens mit Antibiotika zu vernichten trachtet.

Dieser Eingriff in die Grundsubstanz des Lebens führt zunächst zu einer Abwehrschwäche des Körpers und dann zur chronischen Erkrankung. Lebensnotwendige Keime werden dezimiert, während andere Bakterien sich so vermehren und ihre Widerstandsfähigkeit erhöhen, daß schließlich kein wirksames Mittel mehr zur Verfügung steht. Durch solche Einflußnahme wird das Kapital der Gesundheit so strapaziert, daß selbst die heilsame Wirkung einer wohldurchdachten vitalstoffreichen Ernährung in Frage gestellt ist.

Der leichtfertige Massenverbrauch an Antibiotika verursachte bei Menschen, Tieren und in der Nahrung neben der Abwehrschwäche eine unübersehbare, unheilvolle Schadenskette. Bereits 1961 berichtete Dr. med. H. Berger in der »Naturheilpraxis«, daß nach einwandfreien Statistiken der gesamten medizinischen Weltliteratur fünfzig Prozent der eingewiesenen Kranken innerhalb von Tagen mit hauseigenen pathologischen Keimen infiziert werden. Über deren oft tödliche Wirkung wird seit Jahren aus vielen Kliniken berichtet. Sie ist eine Folge der durch Antibiotika dezimierten lebensnotwendigen Bakterienflora. Sieht man das Krankheitsgeschehen nicht nur vom einseitigen, engen bakteriologischen, sondern vom allgemeinen Gesichtspunkt, so schwinden die Symbole der Bakteriologie zugunsten einer der Wirklichkeit angepaßten Vorstellung. Es ist noch immer so, daß der Organismus über ein hochdifferenziertes Erkennungs- und Abwehrsystem verfügt, das auf molekularer Ebene zwischen Eigen- und Fremdstoffen zu unterscheiden vermag, das über die strukturelle und biochemische Integrität oder Intensität des Organismus wacht und kompromißlos alle als fremd erkannten Substanzen zerstört, entfernt oder je nach Ausfall der Abwehrleistung den Körper immunologisch verfremdet und entsprechend dem Ausmaß seiner Anlagerung erstickt.

Die umfassende Schau der Erfahrungsheilkunde

Glücklicherweise gab es schon immer geniale Persönlichkeiten, die umfassendes Wissen und Erfahrungstatsachen mit Spürsinn, Intuition und Imagination zu Systemen verknüpft haben, und es bleibt das Verdienst einfacher, naturverbundener Menschen, die wertvollsten Entdeckungen für das Gesundwerden gemacht zu haben. So bleibt auch die Volks- und Erfahrungsheilkunde, die bereits Jahrtausende bestanden hat, bevor es eine Hochschulmedizin gab, immer noch richtunggebend, weil sie allein geprägt ist von der Ehrfurcht vor dem Leben, der engen Verbundenheit mit der Natur, dem folgerichtigen Denken. Sie beruht auf der Erfahrung und der Erforschung zum Studium des ganzen Menschen, seines Ursprungs und seiner Lebensoffenbarungen, auf der Erkenntnis der Natur und der in ihr wirksamen Kräfte.

Die grundsätzlichen Naturnotwendigkeiten hat wohl schon Hippokrates am besten verstanden und dargestellt. Seine unerbittliche Logik, seine große Weisheit, sein naturnahes Denken, Ursprungswissen und schlichte Beobachtung, Fleiß und Nachdenken prägten seine Heilkunst unveränderlich bis zum heutigen Tag.

Inzwischen hat sich das Gebäude der modernen Medizin längst in einen Turm zu Babel verwandelt, wo keiner mehr

die Sprache des andern versteht. In dem Maß, wie medizinische Forschung zum Selbstzweck wird, schwindet das Charisma wahrer Heilkunst. Und je mehr speziell der junge Mediziner von der Forschung ergriffen wird, desto mehr hört er auf, jemals ein guter Arzt zu werden. Selbst die exakteste wissenschaftliche Diagnose erstarrt zum schöngeistigen Formalismus, wenn sie therapeutisch nicht weiterführt, wenn der Patient trotzdem krank bleibt. Selbst die exakteste medizinische Forschung, in ihren Zentren hochpotent ausgerüstet mit subtil arbeitenden apparativen Einrichtungen, ist nicht in der Lage, über dieses Gros der chronischen Erkrankungen Auskunft zu geben bezüglich Ursache, Entstehungsmechanismus und kausaler Therapiemöglichkeiten. Die daraus resultierende therapeutische Ohnmacht ist allenthalben sichtbar, denken wir dabei nur an die Behandlung der chronischen rheumatischen Störungen, der Blut- und Gefäßkrankheiten, Herz- und Kreislaufstörungen und nicht zuletzt der Krebserkrankungen.
Zwar wurde es möglich, verbrauchte Herzen zum Schlagen zu zwingen, einen Geist, der erloschen ist, Hirnströme senden zu lassen und einen klinisch Toten eine Zeit weiter bestehen zu lassen. Schwer ist zu verstehen, daß das Ziel der modernen Medizin darin liegen soll, Wesen zu schaffen, die zum Teil vom Menschen stammen, zum andern Teil von der Technik erzeugt werden – Monstren aus Mensch, Maschine, Apparaturen und sonstigen »Wundermitteln«, die Gefahr laufen, zusätzlicher Qualen ein Dasein bis zu ihrem Ende ertragen zu müssen.

Jede Operation kann den Funktionskreis des ganzen Organismus lahmlegen und ein Stoffwechselchaos schaffen. Selbst der perfekt reparierte Körper ermöglicht keine Rückkehr zu normalen Funktionen. Mit dem Übersehen grundlegender Naturnotwendigkeiten, dem Herausfinden des ursächlichen Krankheitsgeschehens und der Aktivierung des körpereigenen und regenerationsfähigen Abwehrsystems – einer echten Vorsorge – kann der Organismus notfalls selbst einen Ersatzkreislauf bilden.

Die Augendiagnose

Daß schon sehr früh das Zusammenspiel, die wunderbare Verschmelzung psychischen und physischen Lebens seine Zeichen setzt, wird im Hinblick auf den Urwald technischer Möglichkeiten übersehen. Die fürsorgliche Natur signalisiert beizeiten durch das Auge als das geistig lebende Element des Gesichtsausdrucks, zunächst mehr geistig als körperlich, jede Veränderung im Organismus als erste Warnung.

Dazu kommt, daß nicht nur das Gehirn eine Lokalisation von Zentren aufweist, sondern auch die Iris sich aus einer Reihe von bestimmten und bestimmbaren Einflußsphären zusammensetzt, die dem Erfahrenen die Möglichkeit geben, auf kleinstem Raum dem Wunder des Lebens näher zu kommen und das Geschaute sinnvoll zu Gunsten des Trägers zu verwerten. Die Beachtung dieser Berührungspunkte des lebendigen Geschehens ist von unschätzbarem Wert und eine große Hilfe.

Längst hat mich die Erfahrung gelehrt, daß man bei Überbewertung meßbarer Teilaspekte, ohne umfassenden Blick, dem Kranken keine rechte Behandlung zuteil werden lassen kann. Die Tatsache bleibt bestehen, daß es eine unübersehbare Zahl von Patienten gibt, deren wahre Krankheitsursachen infolge unzureichender Aussagekraft klassi-

scher Untersuchungspraktiken nicht erfaßt, geschweige denn behoben werden konnten, aber nach Auswertung augendiagnostischer Erkenntnisse und einer der Situation angepaßten Behandlung von ihren Leiden befreit wurden.
Die Schulmedizin lehnt die Augendiagnose ab, weil sie nichts davon versteht. Ihre organbezogenen Untersuchungspraktiken erlauben keinen Vergleich, da es bei den augendiagnostischen Erkenntnissen um eine wirklichkeitsnahe Gesamtbeurteilung geht, das Herausfinden des ursächlichen Krankheitsgeschehens, der Blockade der Steuerungsvorgänge, des Versagens lebenswichtiger Leistungen, des Stoffwechselchaos. Damit findet man die Möglichkeit zu einer der Krankheitsursache angepaßten Behandlung, ein Fundament zu einer erfolgversprechenden Krankheitsverhütung und Heilung.
Beim Menschen kann man nur den Körper einfach wiegen, messen und beschreiben. Er ist ein ganzheitliches Wesen, ein beseelter Organismus, der in der Harmonie seines Daseins zu beachten ist. Am Krankenbett am meisten begehrt sind noch immer die seit Jahrtausenden bekannten Merkmale der großen Vorbilder einer vernünftigen Heilkunde: Ehrfurcht vor dem Leben, unvoreingenommene Beobachtung, folgerichtiges Denken, persönliche Zuwendung, warmes Hoffen und Wirken.
Der Schlüssel zu schöpferischem Tun liegt in der gegenseitigen Einfühlung, dem mit der Einsicht vermählten Denken und dem ständigen Bemühen, die Instinkte zu schärfen, um selbst alle hygienischen Maßnahmen an Leib und Seele zu finden. Es ist notwendig, Fruchtloses innerlich zu erleben und im Herzen zu erwägen, daß es um die Schicksalsbewältigung des Menschen unserer Zeit geht.
Unvoreingenommen und je nach seelischer Verfassung kann jeder Mensch mit dem Wunder des Lebens Verbindung aufnehmen und durch die leitende Funktion des Ge-

hirns auf Befehl Energie an eine Reihe von Kraftimpulsen abgeben. Letztlich entscheidet nicht der Laborbefund, sondern der ganze Mensch über das individuelle Wesen der Krankheit. Seine Abwehrkraft kann alle biologischen Funktionen wieder ins Gleichgewicht bringen und ihn einer abwehrfähigen Gesundheit zuführen. Jeder sollte sein eigener Arzt sein.

Die Erkenntnis des heilenden Naturbemühens, das sich mir tief und mächtig enthüllte, wandelte auch mich zum gesundheitsverantwortlich Vorsorgenden. Die Fähigkeit, frei und systematisch zu denken, stieß meine Eigeninitiative an und führte zu einer Art Schicksalserfüllung. Mein ständiges Bemühen, dem lebendigen Geschehen näherzukommen, hat mich in die Lage versetzt, das mir anvertraute Gut besser zu verwalten. Allein durch Lebensweisheit erreichte ich, trotz vielfacher mein Leben ernsthaft bedrohender Gefahren, ein beschwerdefreies, hohes Alter.

Alt, aber gesund!?

a) **Früher**

Zum Problem »alt, aber gesund« berichtet Dr. med. Fritz Neumann, Trebel, in der Zeitschrift »Der praktizierende Arzt«: »Womit ungeheure Erfolge erzielt werden, schlägt dem, was wir auf der Universität über Ernährung, Lebensweise und Hygiene gelernt haben, weitgehend ins Gesicht. Wie durch das Totschweigen von Semmelweis zehntausende von Müttern umgebracht wurden, so tötet das Ignorieren eines gesunden körperlichen und geistigen Lebens Millionen Menschen. Ich war jahrelang einziger Arzt einer Stadt von 3000 Einwohnern am östlichen Ufer der Oder in Pommern. Zu meinem Praxisbereich gehörten weitere 3000 Einwohner der Umgebung. (Heute registriert die Ärzte-Kammer in der kleineren Bundesrepublik 191 771 Schulmediziner). Bis 1945 gab es in der ganzen Stadt keinen einzigen Fall von Diabetes, Herzinfarkt und Kaiserschnittbecken. Im ganzen Heimatkreis von 50 000 Einwohnern war seit Jahrzehnten kein Mord vorgekommen. Kranke gab es höchst selten. Das Brot, im Steinofen gebakken, war frei von Kunstdünger, Pestiziden und Blei. Das Getreide wurde in Steinmühlen gemahlen, die von den Randschichten, in denen die vielen Vitalstoffe enthalten sind, sehr viel mehr im Mehl lassen.

Ein Drittel der Nahrung bestand aus Rohkost. Es gab sehr viel dicke Milch. Eine Molkerei, in der alle Milch erhitzt wird, gab es nicht. Fleisch wurde selten gegessen. Stattdessen aßen wir viel von den sehr guten Kartoffeln und viel Gemüse. Kunstdünger mit Schädlingsbekämpfungsmitteln waren absolut unnötig. Mit der Vergiftung sämtlicher Organismen, der Futterpflanzen, der Tiere bis zum Menschen richtet sich die weiße Rasse selbst zugrunde.«

b) **Heute**

haben wir doch vor lauter Begeisterung und über dem ewigen Fortschrittsgerede vergessen, wie unsicher und krank uns die Loslösung vom Ablauf des Naturgeschehens gemacht hat. Im Würgegriff des technischen Zeitalters, fasziniert von der Euphorie ob all des gewaltigen Fortschritts, übersieht man die atemberaubende Rasanz schwindender Lebensqualität, das Heer der ahnungslosen Opfer einer übertechnisierten, überchemikalisierten, strahlenverseuchten Zivilisation. Die Giftskandale nehmen kein Ende, und unsere Flüsse und Meere werden zunehmend zu Abfallgruben hochgiftiger und strahlenverseuchter Stoffe, die alles Leben zum Sterben verurteilen. Hinzu kommt, daß das makabre Spiel mit der höchstzulässigen Schadstoff-, Gift- und Strahlenmenge falsch gespielt wird. Gar zu leicht gelingt es auch einflußreichen Interessengruppen, den wahren Sachverhalt zu verschweigen. Für die nahe Zukunft kann man gespannt sein, wie Volksvertreter Menschen, Tiere und alles, was lebt, vor rechtswidrigen und schuldhaften Körperverletzungen durch »Wundermittel« und auch vor Seren schützen, deren Inaktivierungsprozesse pathologischer Keime, wie vielfach erlebt, nicht ausreichend übersehbar sind.

IX

Quellen der Kraft

Quellen der Kraft

Der Mensch ist ein ganzheitliches Wesen, ein beseelter Organismus. Das Leben ist aus sich selbst nicht begreifbar. Alles Erkennen ist Auslegung oder Zurechtlegung, aber keine absolute Wirklichkeit. Wie die Wirklichkeit ist, werden wir nie erfahren. Somit irrt der Mensch, solange er lebt und das um so mehr, als er die unermeßliche Zeichensprache der Natur und des Lebens unzureichend beachtet. Den geheimnisvollen Kräften, die unsere Entwicklung vorantreiben, entgegenzuhorchen und ihren leisesten Zeichen zu folgen, vermag nur derjenige, der in einem zielstrebenden, ordnenden Geist lebt.

Auch die Erde ist ein Wesen höherer Ordnung. Sie ist aus Lebendigem und mit Hilfe von Lebendigem geschaffen. Sie ist durchwebt von einer unendlichen Lebensfülle, von deren Wirken nur Spuren sichtbar sind. Auf dieses Wirken ist die ganze Vegetation angewiesen, und der Mensch ist immer von dem abhängig, was die Pflanze aus Erde, Wasser, Luft und Sonne bereitet.

Ohne das Grün der Pflanzen könnten wir weder atmen noch uns ernähren. Auf der Unterseite jedes einzelnen Blattes öffnen und schließen sich Millionen Zellen und nehmen Kohlendioxyd auf, geben Sauerstoff ab. Durch diesen Vorgang, ein Wunder des Lebens, werden Menschen und Tiere mit Sauerstoff und Nahrung versorgt. Somit sind auch Pflanzen empfindsame, lebendige, vom All der kosmischen Energie umgebene Wesen, und der Schlüssel zu schöpferischem Wirken liegt in der gegenseitigen Einfühlung.

Für den an der Oberfläche lebenden Menschen ohne Beziehung zum Leben, ohne das Einssein mit diesem und der Einheit von Raum und Zeit ist eine gegenseitige Sensitivität nicht möglich. Je nach seelischer Verfassung kann sich der Vorurteilsfreie in das Wunder des Lebens, auch in das Zellgeschehen seines eigenen Körpers, versetzen und durch die leitende Funktion des Gehirns auf Befehl Energie als Kraftimpulse abgeben. Diese Energie durchdringt alles, nachweislich sogar Bleiwände.

Mehr noch ist die Intuition kein bloßes spontanes Gefühl, sondern die Folge eines geistigen Wachstums, das durch lange und eindringliche Beschäftigung mit dem Leben zur jeweiligen Betrachtung führt. Die Richtung, die der Mensch dabei einschlägt, das »Wie« des Handelns ist der Ausdruck seines Wesens, seines Erlebens und seiner Weisheit, einer Weisheit, die aus dem Herzen spricht und dem ruhelosen Drängen das Gefühl des inneren Friedens schenkt.

Quellbrunnen des Leibes und der Jugendfrische des Geistes, seine schöpferischen Vorstellungen, basieren auf der Kraft seines Bewußtseins, dem mit der Einsicht vermählten Denken. Quellen der Kraft sind das frohe Schaffen bei stets gutem Wollen. Nur so strömt in allen Dingen der ganze Mensch in seiner Tätigkeit und sättigt diese mit seinem Wesen. So wird das Leben gut und das Dasein erfüllend. Wer dies unverrückbar in seinem Herzen halten kann, ist Meister seines Daseins.

Glück und Gesundheit sind weder Zufall noch ein Geschenk des Himmels. Sie basieren auf der steten Konzentration aller Bemühungen um das Leben, den Lebensgrund und den Sinn des Daseins. Auch unser geistiges Schicksal entsteht nicht durch Zufall oder Fügung. Es ist das Produkt wirksamer Naturgegebenheiten, und die Befreiung aus dem Übel beruht weitgehend auf dem Werk, das der Mensch an sich selbst vollzieht.

Ohne das absolute Insreinekommen mit dem eigenen Sein, ohne Selbstfindung als Leistung, die uns die Ewigkeit nicht abnehmen kann, bleibt der Mensch innerlich arm und leidunterworfen. Dem geheimnisvollen Element, dessen endloser Fluß das Schicksal der Welt bestimmt, kommen wir nur näher mit einer Lebenshaltung, die durchdrungen ist von der Verantwortung des Denkens.

Deshalb sind die täglichen Augenblicke tiefer Besinnung notwendig. Sie ermöglichen die Einkehr zum eigenen Sein, geben Raum, uns zu vergegenwärtigen, was wir an diesem Tag getan, gedacht und gefühlt haben. Bei dieser Kontrolle urteilen wir über uns selbst, unser Verhalten, erkennen, was falsch war, wo wir unwahrhaftig waren, wo wir uns fügen müssen oder uns steigern können.

Dabei sollten wir aus weiser Überlieferung lernen und uns im Licht der Vernunft Klarheit zu schaffen suchen, wo Weisheit, Unwahrhaftigkeit und Torheit ungeschieden durcheinanderlaufen. Dann erwachen wir aus der Illusion und berühren das Ursprüngliche, das geheimnisvolle Ganze, das unser Leben nährt.

In einer solchen Wesenswandlung wird es auch den verborgenen Kräften tiefer Bewußtseinsschichten möglich, das Wunder der Heilung zu vollziehen. Sie lenkt die geistigen Kräfte in Bahnen, die dem Gewünschten zur Form verhelfen. So ergibt sich bei einem ungestörten Zusammenwirken aller Kräfte – souverän vom Geiste her – die Möglichkeit, sämtliche Lebensäußerungen zu steuern. Was sich jedoch letztlich im Organismus noch alles abspielt, wissen wir nicht. Wir können es nur erahnen in der Höhe unserer Freiheit und in der Tiefe unseres Erfülltseins vom Sein. Wer kennt das menschenmögliche Maß, wer seiner Anlagen und Fähigkeiten Grenzen? Nur im Dienst der seelisch-geistigen Höherentwicklung entfaltet sich das menschliche Leben fruchtbar. Es wird immer darauf ankommen, Fruchtloses innerlich zu erleben und im Herzen zu erwägen, daß es um die Bewältigung des Schicksals geht, die nur in der Klarheit und der Durchschaubarkeit der Zusammenhänge reifen kann. Selbstgefälligkeit führt nicht zur Weisheit. Die Wirklichkeit richtet sich nicht nach Gelehrsamkeit. Die Weisheit der Natur ist zeitlos gültig. Leugnung der Realität ist immer ein schlechter Ausgangspunkt.

Heilpraxis Diener:

Herr Dieter Diener
Nerotal 8
6200 Wiesbaden
Tel. 0 61 21/52 11 83

Weitere Veröffentlichung des Autors

IRISDIAGNOSE

Körper und Seele

Wieviel verrät uns das Auge?

119 Seiten, Ppb., mit 48 großen, vierfarb. Kunstdruck-Abbildungen der Iris mit diagnostischer Beurteilung

Nicht nur das Gehirn weist eine Lokalisation von Zentren auf, auch die Iris setzt sich aus einer Reihe von bestimmten und bestimmbaren Einflußsphären zusammen. Diese Lokalisierung von Zentren, Einflußsphären und reflektierenden Veränderungen sind in hohem Maß nachweisbar und verwertbar. Sie geben dem Erfahrenen die Möglichkeit, auf kleinstem Raum das Wunder des Lebens in seiner Mannigfaltigkeit zu erspüren und sinnvoll zugunsten seines Trägers auszuwerten. Durch sie gelingt es, oft in Sekundenschnelle die Ursache der Leiden und Nöte des Patienten aufzudekken und mit diesem »Gewußt wo« und dem hier vorgezeichneten Rezept eine rasche Heilung zu ermöglichen.
Dieses Buch entstand aufgrund einer 50jährigen diagnostischen, therapeutischen und wissenschaftlichen Tätigkeit. Ein umfangreiches Material wurde archiviert und für diesen Band ausgewertet. Die Markierungen in besonders angefertigten Iristafeln sind nach persönlichen Erkenntnissen und nach Operations- und Sektions-Ergebnissen neu plaziert und graphisch dargestellt.